Aribert Rothenberger
Klaus- Jürgen Neumärker

Wissenschaftsgeschichte der ADHS
―――― Kramer-Pollnow im Spiegel der Zeit

注意欠陥/多動性障害の研究史
時代の鏡に照らして見たクラマーとポルノウ

著者　Aribert Rothenberger
　　　Klaus- Jürgen Neumärker

監訳　池村　義明

アルタ出版

by A. Rothenberger and Klaus-Jürgen Neumärker
Copyright © 2005 Steinkopff Verlag
Steinkopff Verlag is a part of Springer Science+Business Media
All Rights Reserved

原著の序

　本書は1932年 F. Kramer とH. Pollnow が行った象徴的研究である。この二人の著者はその研究において "Über eine hyperkinetische Erkrankung im Kindesalter" について報告している。これによって両学者は、Heinrich Hoffmann（1845）による Zappelphilipp（落ち着きのない子）の "症例報告" とともに、ドイツ語圏において今日Aufmerksamkeitsdefizit-Hyperaktivitätsstörung（ADHS）と呼ばれている児童における行動異常の学問的基本（構想）に対する経験的神経精神医学の初期の接点を作り上げた。

　過去を振り返り、かつ同時にADHSの神経生物学の領域における現在と将来の研究者のための励み、奨励としてKramerとPollnowの名前を冠した賞が設立されたことは自然なことであった。最初の受賞者が研究をさらに発展させれば、この領域において研究を続けるにあたっての勇気を与えられる。

　しかし、単にF. KramerとH. Pollnowの研究と賞を引き合いに出すだけでは、あまりにも評価が足らなすぎるのではなかろうか。何となれば、ADHSについての学識は－おそらくはその他のテーマについてのそれよりはさらに多く－それが常に時代と関わっているからである。二人の研究は、それが研究の焦点の選択であれ、解釈の方法、あるいはその仕方であれ、年余にわたって変化するであろう。

　こうしてみると、彼らの研究だけでなく、F. KramerとH. Pollnowの生涯を時代の鏡に照らしてみて、それとともにADHSの研究史を取り入れ、ひいてはADHSの現代と未来を照らして、少なくともその部分的側面に光を当ててみることが我々の関心であった。

　本書が、ADHSというテーマのより深く、かつより広く現実に即した考察に役立つことを期待する。

　しかし、（特にADHSの場合）医学的、心理学的、教育的、社会的、政治的にそれぞれ単一色で色付けされている諸種の立場を議論し、いろいろな展望を考え出すことであれば、我々は研究や研究者たちといかに交わり、そして数々の学識に対していかなる意義を付与すべきであるのかについて熟慮すべく励ましを与えてくれることが望まれる。

　我々がまず謝意を表したいのは、スポンサーとしてKramer-Pollnow賞を設けただけではなく、本書発刊の思いつきに自然に心を開いていただき、必要なる財政的援助に心を配っていただいたMEDICE（Iserlohn）社に対してである。

また、芸術家のH. -J. Dickmann、R. Frenzel博士は、親切にもお二人の作品を印刷するにあたって無償で提供してくださった。U. Boldt夫人（Göttingen）はすぐれた能力で英語のテキストを翻訳してくださり、I. Schramm（Berlin）と共に誠実に秘書業務を引き継いでくださった。Mrs. M. M. Nabbe博士（Steinkopff Verlag）は、あらゆる面で長年にわたって信頼の厚いT. Thiekötter博士とともに、発刊の計画と出版の経時的進捗を心から導いていってくださった。

　我々の家族には辛抱と、時間的余裕を与えてくれたこと並びに本書出版計画をともに喜んでくれたことに感謝する。

Göttingen/Berlin im Sommer 2005

A. Rothenberger
K. -J. Neumärker

池村　義明　訳

著者の略歴

Prof. Dr. K. -J. Neumärker

　1940年生まれ、大学入学資格試験合格後、ベルリン・フンボルト大学医学部に学ぶ。1966年よりCharité1（フンボルト大学附属病院）の精神神経科助手、同年Prof. Karl Leonhardのもとにて医学博士号、1975年教授資格試験合格。1981年フンボルト大学児童精神神経医学の教授職に招聘される。1986年、ロンドン大学モーズレー病院の精神医学研究所、児童-思春期精神医学部門児童青少年精神医学教授、Michael Rutter卿の所でWHO奨学生となる。1987-1995年まで児童・青少年ヨーロッパ学会副会長。1986年より、DDR（旧東ドイツ）の児童・青少年神経精神医部門（1990年より学会となる）の第一議長として、Prof. Dr. G. Göllnitz（Rostock）の後継者となる。1987年、Charitéの医学部神経精神医学科並びに総合外来の部長に任命される。部長の他に後に1990年まで児童・青少年精神医学の科長と総合外来の部長でもあった。1990-1992年まで、Charitéの大学病院神経学センターの代表部長であった。1995年、新たにベルリン・フンボルト大学児童・青少年領域に招聘される。2002年まで大学病院Charité Campus中央の児童・青少年精神医学の院長代理を務める。2003年以来、ベルリン/WestendのDRK（ドイツ赤十字病院）の児童青少年精神医学並びに精神療法科の部長、2005年末、Charitéとベルリンドイツ赤十字病院Westendを定年退官。

Prof. Dr. A. Rothenberger（ドイツ、ゲッティンゲン大学医療センター、児童・思春期精神医学）

　1944年、ラインヘッセン州ヴェル市（Wörrstadt）に生まれる。1966-1971年までマインツ大学医学部に学ぶ。1972年、医学博士。1972-1983年までエッセン、ウルム両大学の児童-思春期精神医学、精神精神医学並びに神経学の医師であり、同時に研究に従事。1980年、神経学の資格取得。1982年、児童-思春期精神医学者の資格取得、1983-1994年までマンハイムの中央精神保健研究所にて、児童-思春期精神医学の臨床に従事する傍ら学問的研究に従事。1985年、ハイデルベルク大学の児童-思春期精神医学にてポストドクター論文を執筆。1987年、教授に就任。1992-1994年まで、精神療法家並びに指導者（行動療法）としての資格を得る。1994年以来、ゲッティンゲン大学医療センターの児童ならびに思春期精神医学/精神療法クリニックのセンター長および部長である。

　Rothenberger教授はおよそ600の出版物（著書、関係書の章担当、レビュー、論文原著、コメント、出版本の補遺など）とそれぞれ異なったテーマについて書いている。

　また、いくつかの国際雑誌の編集代表/顧問の資格で、児童-思春期精神医学に関するいくつかのヨーロッパ委員会にて働いていた。

Rothenbergerの主たる研究業績

1. トゥーレット症候群（TS）
2. ADHD（注意欠陥過活動障害）
3. 制縛・強迫性行為
4. 児童の精神医学的書障害の神経生物学的背景
5. 神経薬理学の進歩
6. 発達精神病理学

賞と栄誉

1986年　児童-思春期精神医学分野の研究に対してHermann Emminghaus賞
2009年　強迫性行為障害ドイツ学会名誉会員
2010年　児童思春期領域の研究に対するAugust Homburger賞
2010年　ドイツ、ザールランドでのADHD研究賞
2011年　ドイツ、トゥーレット学会より名誉賞

監訳・翻訳

監訳
池村　義明（医療法人好寿会 美原病院付設介護老人保健施設「かたおか」）
　　第5章、第6章

翻訳
田中　稔久（大阪大学医学系研究科 医学専攻 准教授）
　　第1章、第7章

補永　栄子（兵庫県立光風病院 児童思春期精神科）
　　第2章

壁下　康信（大阪大学保健センター 精神科 助教）
　　第3章、第4章、第8章

目次

原著の序 　　　　　　3

著者の略歴 　　　　　5

監訳・翻訳 　　　　　6

第1章　学問的文脈と政治的文脈から見た注意欠陥多動障害 ―――――― 8
　　　　A. Rothenberger, K. -J. Neumärker

第2章　ADHS －学問的概念の歴史的展開の概要 ――――――――――― 14
　　　　A. Rothenberger, K. -J. Neumärker

第3章　ADHSにおける将来の重点：就学前児童と臨床ネットワーク ――― 50
　　　　A. Rothenberger, K. -J. Neumärker

第4章　Kramer-Pollnow賞－ドイツ生物学的児童青少年精神医学研究顕彰：
　　　　年代記 ――――――――――――――――――――――――――― 56
　　　　A. Rothenberger

第5章　F. M. A. KramerとH. Pollnowの生涯と業績 ―――――――――― 70
　　　　K. -J. Neumärker

第6章　児童期における多動性疾患 ――――――――――――――――― 102

第7章　F. KramerとH. Pollnowの研究についての説明と解釈 ―――――― 134
　　　　K. -J. Neumärker, A. Rothenberger

第8章　絵画集 ――――――――――――――――――――――――――― 146

監訳者あとがき 　　152

索引 　　　　　　　154

第1章

学問的文脈と政治的文脈から見た注意欠陥多動障害

ADHS im wissenschaftlichen und politischen Kontext

A.Rothenberger, K.-J. Neumärker

めざす目標　Zielpunkte

　ADHSは科学的な議論[16]のテーマだけであるのみではなく、また政治的な舞台にものぼり[*1]、しばしば科学的な事実は無視されるか、あるいはまた単なる意見や印象と混同されてきた。政治家、ジャーナリスト、国民は、ADHSに関して、近年、親としての役割について何度も問題を提起してきた。政治的な議論はおもに、精神医学的症候群としてのADHSの学問的信頼性に対する批判や、ADHSに対する過剰診断や誤診、過剰な治療や誤った治療の可能性に関する懸念、神経刺激剤を用いる治療の危険の可能性に集中している。そうこうするうちに、ADHSの診断状況は、その他の精神障害の場合のそれよりもひどいものではないということが明らかになったといって差し支えなくなり、ADHSは学問的に信頼性のある精神障害の一つとしてみなされうるようになった[11]。ADHSはまた、このことに関しても他の医学領域における障害像との類似性も示しており、したがって、この二つの異なる点は本質的には今後さらに科学的-政治的な議論として留まるであろう。

ADHSの過剰診断、あるいは過剰治療？
Überdiagnose oder Überbehandlung der ADHS？

　しばしば想定されるのは、ADHSの"実際の"有病率が年余を経て上がってきていることである。社会が複雑化し、世の移り変わりがますます速くなっているといわれる。したがって、情報処理能力の劣る子どもは、社会に対応することができず、以前にも増してADHSの症状を呈するのであろう。ところが、疫学研究の結果は、ADHSの有病率の増加を支持してはいない[6,8,19]。

　しかしながら、行政機関の示すADHSの有病率はセンセーショナルに増加していた。実際ADHSは過去に比べてより高頻度に診断されているが、その理由の主な説明としては、青少年福祉、教師および親たちの協力活動により、その症候群についての知識の増大があるようである。とりわけ、女児のADHSについては認知されるようになってきているが、その場合、奇妙な振る舞いや攻撃的な振る舞いは前景に出てくることはなく、むしろ早期から学習問題、不安症状、抑うつ気分が現れる。活発だが統一性がなく、衝動的な振る舞いは、ADHSの診断に対する根拠とみなされ、専門的援助が求められるべきであり、場合によっては薬物治療が導入さ

[*1] 米国で行われた研究で、ADHSの患者にかかる費用はそうではない患者に比べて著しく高くつくという事実が確認されていようと、ここではそういった経済的側面は議論されていない[4]。

れるべきものとされる。しかし、ADHSの診断が早すぎるという批判も正当化されているが、それは本当であろうか？ 生命や自発性、冒険に対する普通の願望は、必要以上に医療の対象にされているのであろうか？[14]。

　子どもの振る舞いに関する両親や教師からの報告は、診断するにあたって重要である。彼らによって報告された情報は、明らかに主観的であり、誇張であったり控えめでもあったりする。症状の描写は状況に依存するという事実は、一方で何時間もビデオを観たり、あるいはコンピューターゲームを続けたりすることのできる落ち着きのない児童に関する両親からの頻繁な報告の中にみてとることができる。しかし、身体疾患における熱や痛みも同様に日中は程度が変動しうると考えられるが、変動するからといってその疾患の存在に対して疑いが生じるわけでもなかろう。全く同様に、ADHSや他の精神医学的な障害の発症に関する場面・状況の影響は、その診断を否定する根拠にはならない。

　実際にADHSに対する過剰投薬および過剰治療というものが、もし以前にもあったとするならば、どの程度のものであったろうか？ 参考として、ADHSの子ども達の少数だけが診断され治療を受けているという報告があり[12,17,21]、しかし、忌まわしくも明確なADHSの症状が存在していないにもかかわらず、子ども達が精神刺激剤の治療を受けているという複数の報告もある[1]。それゆえに、科学的で政治的な議論は、明らかに診断を受けるに「適切な」児童が「正しい」診断と「正しい」治療を受けているかどうかという問題についてである。

　疑いもなく、精神刺激剤の使用、とりわけメチルフェニデート（Methylphenidate；MPH）の使用が、最近の10年間、西洋諸国の多くにおいて指数関数的に増えている。

　ADHSに対する認識が向上していることに加えて、長期間にわたる効果と忍容性のために今日まで薬剤が使われ続けていること、およびADHSに罹患した多くのティーンエージャーと大人達が10年以上治療を受け続けていることからも、MPHの処方量の増加を説明することができる。

精神刺激剤：危険な薬物？　Psychostimulantien：gefährliche Drogen？

　潜在的には依存的になるものと分類されていて、薬事法（麻薬取締法）のもとにある薬剤である精神刺激剤を子ども達に投与することは、より論争を触発しやすいものとする。その治療は、病気そのものより有害な事象ではないのだろうか？ ある精神刺激剤と関係する危険性とリスクは、あまりに過小評価されているのではないか？ アンフェタミンとメタアンフェタミンやエクスタシーのような類似化合物は、動物にとっては神経毒であることは事実である。しかし、そのような影響は高用量のMPHを投与されたネズミとアカゲザルにおいては確認されなかった[18,20]。また、MPHを用いた動物実験からは、ネズミの脳の発達における悪影響を及ぼすという結果は報告されていない[16]。臨床においてプラセボ対照試験からは、精神刺激剤の使用による副作用は、その治療を受けている患者の10-15%に認められるとされている。これら

の副作用はとりわけ投与開始時に現れて、通常はほとんど数週以内に元に戻り、ほんの少数のみが投与中止を余儀なくされる。

　米国食品医薬品局は、もっともよく処方されているMPHは薬理学的観点においては、依存形成が懸念されるコカインとアンフェタミンといった薬剤と同等であること、およびその2薬剤が有害薬物として売買され、濫用されていることを明確にするために、政治的に配慮されたキャンペーンを始めた[10]。さらに、MPHが主観的に強く高揚した多幸感を引き起こすことが主張されている。中断すると、強い禁断症状、睡眠障害、易怒性、混乱と薬剤への強い渇望が誘導されるというのである。

　しかし、明記されているような経口投与では、ADHSに罹患している子どもや大人にも、MPHの依存形成効果は報告されていない。同様に、精神刺激剤の濫用と売買の根拠は、あいまいな事実でしかなく、それは噂と逸話に基づいている[13]。さらに、MPHで治療されたADHSの子ども達はそうでない子ども達より、物質濫用に至ることがむしろ少ないことが示されている[2,3]。

　この議論に対する反応として、薬物濫用と違法な麻薬取引に対して戦う協力グループ（Pompidouグループ）が、ストラスブールで世界保健機構（WHO）と協力して、1999年に会議を開いた。15の欧州諸国と米国から、国際麻薬管理局（INCB）とWHO側の専門家が要請を受け入れ、オランダのJan Buitelaar教授がそのリーダーシップを取った。会議録は「注意欠陥・多動性障害：その診断と精神刺激剤による治療」というタイトルで公表されている。その結論と薦められる方針は以下のようなものからなっている。ADHSとは、生涯の全ての期間にわたる重篤な障害であり、多職種の専門家の観点や複数の角度からの治療の試みを必要とする。少なくとも2年間は、子ども達とティーンエージャーにおける精神刺激剤の安全性と有効性に関する明確な所見が存在する。（5年間にわたる対照治験でのそのような有効性の確証は存在する）精神刺激剤の処方がいまなお増加しているにもかかわらず、まだ多くの欧州諸国においては劇的なくらいの過小治療が存在する（文献7、S.13）。

　政治的な議論におけるこのテーマの活動に関する規制は、科学的妥当性とは別物である。政治的な議論とは、確固とした方法論によって向上した新しい知見に対して開かれた議論を注意深く追うことではなく、むしろ憶測による声明や感情的な操作、意図的な議論や繰り返しのレトリックによっているのである。

　それゆえ、反薬物主義的態度を持つ反精神医学的なアドバイザーによって先導された欧州のメンバーは、「多動性障害の子ども達の診断と治療」というテーマでヒアリングを組織した（パリ、2001年11月）。

　残念なことに、会議の上部組織は締め出されており、参加している政治家は現在のエビデンスに基づいた所見やロンドンのEric Taylor教授のような欧州における主要な児童思春期精神科医の議論を無視しようとした。幸いにも、欧州の児童-思春期精神科医たちの抗議があり、あまり歪んだものではないヒアリング報告書の提起に落ち着いたが、なおも受容できない点が

ある（「欧州における多動性障害の子ども達の診断と治療の規制（ドキュメント9456、2002年5月7日）」）。この報告書には、とりわけWHOへのいくつかの提言を含んでいる。そして、この報告書は2002年5月末に議会で認められ、2002年6月には政府からも承認された[15]。

　幸いにも、政府は2003年3月26日の答弁においてこのような推奨に関して懸念を表明している（CM/AS（2003）議事録1562最終版）。そこには以下のようにある。この推奨において引用される点のいくつかは、科学界の圧倒的多数の意見と矛盾しており、かつて「サイエントロジー教会」が宣伝し、しかも深刻なことには科学的検証に耐えられないような、特に有名な危険な理論に近似している…。このような理論は個々の科学的基礎が欠如しているのみならず、もしこの理論に従って処遇されるならば、当該の子ども達への適切な治療が抑制されてしまい、子ども達への重大な健康リスクに至る可能性がある…。この委員会は1999年まで主要な位置を占めていた会議と異なる推奨を支持しており、以来他の会議や科学的論文で確認されるような算定を含まないことを懸念していることを政府は受け入れた。推奨1562（2002）、およびそれに関する報告書が「サイエントロジー教会」のものを容認していたことは残念なことである。教会は、自身を権威的に関連付け、また確立された常識を強く関係付けしたものであり、とりわけ両親や教師のような非医療従事者にもならず、しかしまた、何人かの医師、薬剤師もまた狂気に導かれたのであり、彼らはADH/HKS（多動性障害）に苦しんでいる子ども達の診断と治療の問題においては信任されてはいないのである。

　政府はさらに警告するが、圧倒的多数の医学的な常識では、患者が重症と診断されたとしても、このADHSという障害が、ただ疾病として患者に存在するだけではなく、生涯にわたる深刻なハンディキャップであることを示しているのであり、多方面の領域からの解析と薬物療法を含むさまざまな方法による治療を必要とするのである。

結語　Schlussfolgerung

現代の我々の"速射文化"（Schnellfeuerkultur）[9]や、今日の社会のせわしない生活、さらにこういった事情一般のもとで児童が適切に成長していくことが出来るかどうかなどを懸念している人たちは、ADHSというテーマにおいて繰り返し弱点を探そうとするであろうし、過去100年以上前にもそうだったように、ADHSの歴史において再三にわたってこういった議論がされなければならないのは（2章を参照）、特に我々は、医学、心理学、教育学、社会学、政治などと非常に密に関わりあっているテーマと関係しているからである。しかし、批判する者はまた、これまで長きにわたって知れ渡っており、かつ今後学問上の注意が必要ないくつかの実際上の問題を強調している、つまり以下のような問題である。

1. 日常臨床における診断と治療の質
2. ADHSの診断と治療に対するさらなるガイドラインの開発
3. 薬物治療と他の治療的介入に対する長期作用の調査

4. ADHSの症状緩和のためのさらに有効で安全な薬物治療、ならびに行動療法的対応の発展

したがって、政府、議会の委員会、ならびにPompidouグループの一般的声明には、喜んで同調することができる。

5. "診断方法と適切な治療基準をさらに改善するために、原因と可能な治療法の究明を促進する"必然性がある。
6. 強調されるべきは、"ADHS/HKSの診断と治療は管理されなければならない"ことである。みたところ、これに関しては各国々で異なっており、いくつかの国々では、MPHによるADHS/HKSの治療は許可されていない。他の国々においては、さらなる管理への要求を除外することは出来ない。
7. ADHSの診断と治療に携わる医師に対する教育と臨床研修への必要性がある。この必要性は、診断を下して必要で有効な薬物を処方し、この障害の複雑な治療の別の側面に関わりあうのは十分な教育を受けた医師のみにその資格が与えられるべきであろうということにも充当する。
8. 児童にとって必要であり、かつ権利として持っている援助と保護に至る（方法と道筋）のをたやすくし、当該の薬物乱用の尋常ならざる危険性を避けるために、教師や両親のための情報を改善することが重要であるのは周知のことである。

目下のところ、ADHSにおいて科学的および政治的文脈が調和して提携し、目的をしっかり定め、強化するためには淡い希望しか存在しないとしても、しかしそのうちドイツや欧州…出来ればその領域を超えて状況の明らかな改善を期待させるような科学、政治的兆候がみられるであろう。

文献

1) Angold A, Erkanli A, Egger HL, Costello EJ (2000) Stimulant treatment for children: a community perspective. J Am Acad Child Adolesc Psychiatry 39:975-984
2) Barkley RA, Fischer M, Smallish L, Fletcher K (2003) Does the treatment of attention-deficit/hyperactivity disorder with stimulants contribute to drug use/abuse? A 13-year prospective study. Pediatrics 111:97-109
3) Biederman J, Wilens T, Mick E, Spencer T, Faraone SV (1999) Pharmacotherapy of attention-deficit/hyperactivity disorder reduces risk for substance use disorder. Pediatrics 104:e20
4) Burd L, Klug MG, Coumbe MJ, Kerbeshian J (2003) Children and adolescents with attention deficit-hyperactivity disorder: 1. Prevalence and cost of care. J Child Neurol 18:555-561
5) Charach A, Ickowicz A, Schachar R (2004) Stimulant treatment over five years: adherence, effectiveness, and adverse effects. J Am Acad Child Adolesc Psychiatry 43:559-567
6) Collishaw S, Maughan B, Goodman R, Pickles A (2004) Time trends in adolescent mental health. J Child Psychol Psychiatry 45:1350-1362
7) Council of Europe (2000) Sociocultural Factors and the Treatment of ADHD. Council of Europe, Strasbourg
8) De Jong PE (1997) Short-term trends in Dutch children's attention problems. Eur Child Adolesc Psychiatry 6:73-80

9) DeGrandpre R (1999) Ritalin nation; rapid-fire culture and the transformation of human consciousness. Norton & Company, New York
10) Drug Enforcement Administration (1995) Methylphenidate Review. DEA, Washington DC
11) Faraone SV (2005) The scientific foundation for understanding attention-deficit/hyperactivity disorder as a valid psychiatric disorder. Eur Child Adolesc Psychiatry 14:1-10
12) Jensen PS, Kettle L, Roper MT, Sloan MT, Dulcan MK, Hoven C, Bird HR, Bauermeister JJ, Payne JD (1999) Are stimulants overprescribed? Treatment of ADHD in four U.S. communities. J Am Acad Child Adolesc Psychiatry 38:797-804
13) Llana ME, Crismon ML (1999) Methylphenidate: increased abuse or appropriate use? J Am Pharm Assoc (Wash) 39:526-530
14) Pollack W (1998) Real boys: rescuing our sons from the myths of boyhood. Random House, New York
15) Rothenberger A, Banaschewski T (2002) Towards a better drug treatment for patients in child and adolescent psychiatry - the European approach. Eur Child Adolesc Psychiatry 11:243-246
16) Rothenberger A, Resch F (2002) Aufmerksamkeitsdefizit-Hyperaktivitätsstörung (ADHS) und Stimulantien - nur evidenzbasierte Sachlichkeit ist hilfreich (Editorial). Z Kinder Jugendpsychiatr Psychother 30:159-161
17) Schubert 1, Ferber L von, Lehmkuhl G (2004) Von der Unart zur Krankheit: Medikamentöse Therapie nicht "zwingend" (Diskussion zu Seidler E (2004) Zappelphilipp und ADHS, Dtsch Arztebl 101:A 239-243). Dtsch Arztebl 101:A-1080
18) Seiden LS, Ricaurte GA (1987) Neurotoxicity of methamphetamine and related drugs. 1n: Meltzer HY (ed) Psychopharmacology: The third generation of progress. Raven Press, New York, pp 359-366
19) Verhulst FC, Ende J van der, Rietbergen A (1997) Ten-year time trends of psychopathology in Dutch children and adolescents: no evidence for strong trends. Acta Psychiatr Scand 96:7-13
20) Wagner GC, Ricaurte GA, Johanson CE, Schuster CR, Seiden LS (1980) Amphetamine induces depletion of dopamine and loss of dopamine uptake sites in caudate. Neurology 30:547-550
21) Wolraich ML, Hannah JN, Pinnock TY, Baumgaertel A, Brown J (1996) Comparison of diagnostic criteria for attention-deficit hyperactivity disorder in a countywide sample. J Am Acad Child Adolesc Psychiatry 35:319-324

第2章

ADHS－学問的概念の歴史的展開の概要

ADHS-Allgemeine geschichtliche Entwicklung eines wissenschaftlichen Konzepts
A.Rothenberger, K.J. Neumärker

概略 kurzer Überblick

　児童において、たびたび特に目立って行動面に全身性の落ち着きのなさ、情緒的な衝動統制の欠如、不注意・散漫性（注意の転動性）が同時に観察されることがあった。歴史上の人物（たとえばアレクサンダー大王、チンギス・ハーン、トーマス・エジソンなど）には、同様の行動パターンがみられたことが知られている[137]。上述の諸特徴をまとめた結果、年余を経てさまざまな診断名に帰着した。現在、注意欠陥/多動性障害（ADHS）と多動性障害（HKS）は、極めて一般的な診断分類であるにもかかわらず、これらの疾患は児童精神医学の診断と分類の歴史的経過をみると、非常に後になって初めて浮上してきた。Leo Kanner[96]による児童精神医学の最新版の教科書にさえ1つの独立した診断単位としての全身的運動不穏への言及はない[96]。1969年、英国系の米国の州においてしばしば利用されていたJohnsonとMedinnus[93]の児童心理学のテキスト版についても同じことがいえる。この場合、"注意力の持続時間"という言い方は、全部で657ページのうちの2ページのみ記述されているだけである。確かに実験児童心理学に注目した教科書[136]では、注意過程の一章を提示しているものの、ADHSについていかなる指摘もない。他方、注意心理学はすでに19世紀後半から存在していた[91,177]。

　対して欧州大陸では多動性障害の条件はすでに早くから認識されていた。たとえばHoffの精神医学総論の教科書の中に[84]それについての関連がみられる。一方、近年多動性障害は米国の現象であるとの印象が出来ているようだが、しかし、呼称に関する歴史は我々に何か別のことを物語っている。1932年にKramerとPollnowが"幼児期の多動病に関して"[101]という臨床経験に基づいた著書を出版しただけでなく、Göllnitzもすでに早期から東ドイツで"デキストロアンフェタミン反応障害"の診断名を用いており、このことからデキストロアンフェタミンを投与すると改善がみられる[69,70]行動の顕著な特徴（行動異常）と考えていた。

　現代の障害の概念化は、おそらくこの障害像の種々のバリエーションにより刻印された複雑な発展史という枠内での一定の病相期にしか過ぎないであろう。このことから、この概念の発展の時系列的経過を追及し、ならびに現在の研究からこれから先の展望の評価を開陳することが重要であるように思える。そこでこの章では、多動性と注意障害の歴史的発展についての展望を行い、特にこれらの障害が西洋世界の研究テキストや教科書において、いかに考究されているかに関して1960年までの刊行物に特別に注目していく。なぜなら、この後障害の種々の側面に関係し、そして歴史的発展のまとまった叙述を困難にするような予想の外れた研究の増加がみられたからである。

　ADHS/HKSにおいて認められるのと類似した児童期における行動特徴（行動異常）の指摘

は、Hoffmann[84]、Maudsley[121]、Bourneville[22]、Clouston[41]、Ireland[88]や19世紀中葉に由来するその他の研究者の記述にみられる。ただ最初に明快で、専門的な障害の記述がみられるのは19世紀頃のStillとTredgoldのものが初めてである。彼らの仕事は、その当時支配的だった社会的かつ学術的風潮の文脈の中で議論され、また反証されてきた。この2人は、児童の比較的小規模の無作為抽出群において、彼らの行動特徴の分析を提示した。いくつかの児童のその行動スペクトラムについては、我々の時代の多動児にとても類似していた。Still[184]はこの行動を「道徳的統制の欠如」によるものと結論づけ、これを生物学的な根拠、すなわち先天性または出生前、もしくは出生後の何らかの器質的障害に還元した。原因に関する彼の考えは、その当時広く一般的だった社会的ダーウィニズムの文脈との関連でもっともよく理解できる。Emminghausは、攻撃性と衝動コントロールの欠如が前面にあると報告し[56]、むしろ社会的行動の障害の症状を見せた児童に対し、Emmingahausは似たような用語である"道徳的狂気"を用いた。学習障害もしくは注意障害を有する子どもは、"大脳の神経衰弱"と位置づけられた。

　それがたとえ軽度で気づかれなくても、児童の早期発達段階の中で起きているかもしれないという器質的損傷説はTredgold[197]を経て、後々Pasamanickら[129]によって引き継がれた。1917年から1918年の脳炎の蔓延もまた、多動性障害の歴史の中で大きな役割を果たした。流行性脳炎発症後、行動に顕著な特徴（行動障害）や認知的問題を抱えた児童たちを診察すると、児童らは今日みられるADHS/HKSの中核となる特徴を示しており、こうした状況と臨床医は対峙しなければならなかった。

　つまり20世紀前半において、多動性障害は脳損傷と関係しているということが、原因説に関しての主たる見解であった。このことはさまざまな呼称（たとえば"器質性衝動性"あるいは"微細脳損傷"）でもって説明が試みられた。またこの時代には、多動児の行動パターンが前頭葉損傷を被った霊長類の行動に似ていたことも注目を集めた。こういった関連性は、大多数の子どもにはこのような損傷が確認され得なかったにもかかわらず、多動性障害はおそらく、前頭葉構造の欠損に帰せられるかもしれないとさまざまな研究者によって理解された。

　1940年から1950年頃までに一連の研究論文が世に出た。これらの学問的寄与が児童期における精神薬理学の夜明けの道標となり、特にそれにより行動障害児童の薬物治療が視野に入ってくることになった。1950年の終わりに、脳損傷が多動性障害の進行における唯一重要な因子であるかもしれないという仮説が疑問視されるようになった。"微細脳損傷"という語は、「微細脳機能障害（Minimale Cerebrate Dysfunktion；MCD、もしくはMinimal Brain Dysfunction；MBD）」という名称に取って代わられた。つまり、もはや病理解剖学的所見を前提とせず、脳の微細（肉眼的な解剖学では確かめられないが）で明確な異常が多動性障害の病態生理学において重要であるかもしれないと考察された。加えて当時、同じく多動性障害の原因をよりうまく説明しようとする一連の別の仮説が広まった。その場合、経験的証拠はないが、躾の欠陥が

本質的原因であるかもしれないという精神分析理論の意味での考察などに至った。しかしまた"微細脳機能障害（MCD）"の基本概念も条件限定でのみ成立した。というのはこのことの検証への方法論がなおもって存在しなかったからである。このことから、より行動観察へと切り替えられ、"多動児症候群"とのみ記述されたのみであった。その際の最重要人物がStella Chess [37] であった。Chessが自らを今までの先駆的概念と区別していたのは、彼女は行動特徴（異常行動）は思春期まで遡るべきであるという条件のもとにおいて、多動児の症候論的、かつ精神社会的予後をむしろ良好とみなしている。こうして1960年の終わりには、確かに多動性障害は脳機能を反映しているものの、症状のある一定のバリエーションの広がりの正体が明らかとなり、その際全身の運動不穏が最も支配的な指標であるということが大方の見方であった。

　1960年代、欧州および北米での多動性障害の考え方は、異なる方向へと展開していった。欧州の臨床医は、障害を狭くとる見方を維持し、むしろ全体を過度な運動行動のよりまれな症候群としてみていた。この運動行動は、通例では脳障害のいくつかの間接的徴候との関連を持っていた。他方、北米では多動性障害は比較的よくあることとして考えられ、ほとんどの場合、これは脳損傷の明らかな徴候とは必ずしも関係することはなかった。こういった違いは診断分類体系の中に同じくはっきりとみてとることができる[3, 212]。

　1970年代には学問的研究方法は過活動性から離れ、注意障害の諸側面にますます関わり始めるようになった。その場合には特に臨床心理士が関与した。何人かの研究者は、多動性児童に与えられた課題において注意力を持続させることに多大な問題があったことを証明した。また同時期に多動性行動はまずは環境要因に帰せられる可能性についての見解が展開された。このことはより健康的なライフスタイルへの社会運動と、学童への上辺だけは確実だと思えるような薬物療法（投薬）に関しては、ある満ち足りなさがあるという点と符号していた。そのうえ多動性障害は、大部分の症例でアレルギー反応、食物不耐性、とりわけ食品添加物に起因しているのではないかと訴える運動が活発になっていた。ついには一般的な技術的進歩と他の文化的影響もまた、因果関係や要因として責任があるとみなされた。その後、脳機能の病理学的背景をよりよく理解するために精神生理学的方法を用いて過活動障害を追及する予備研究が増えてくるといった研究の展開があった。

　1980年代にはこの分野での研究が飛躍的に増大し、それに研究基準と解明手法の標準化の進歩が伴っていた。認知行動療法を志向していた方法によって治療分野でも進展が得られた。こうして多動性障害は強い遺伝的要素を示し、慢性的に経過し、とりわけ学校での成長や社会的発達に関して明らかな障害をもたらす一つの際立った特徴として徐々に認められていった。このため治療にはさまざまな専門家が相互に補完するようなスキルを必要とした。

　1990年代には、全身的運動不穏や注意障害に対して集中的に目を向けられた結果、その他のいかなる児童精神医学的障害よりも多くの研究文献が生まれた。研究領域のバリエーションの幅や集中度は非常に大きくなり、さまざまな治療法の有効性や安全性を検討する研究と一体になって、これらの研究は多動性障害の遺伝学や神経生物学的基盤の研究により深く浸透して

行った。この時にそのテーマに関する最初のガイドラインが生まれている（たとえば欧州児童思春期精神医学会[193,194]、米国児童思春期精神医学会の診断指針[52]）。

　後者は実臨床における対処方法を調整する為に標準化する重要な試みであったし、質のマネージメントの意味でさらに発展させる試みでもあった。これらのガイドラインではこの分野における経験豊かな臨床家によってADHSは個別化され、多様で多科目にわたる解釈と治療の意義が強調されている。この場合、障害を持つ全ての子どもにおいて障害が青年期、あるいは成人期まで影響を及ぼし、持続することも明らかになってきた。こうして過去10年間に、世間は成人精神医学がこの現象から専門的知識を手にし、その知識を徐々に取り組むようになり、その間にも鑑別診断や治療に関しての意義をいかに認識したかの目撃者となったが、だからといってもこれらの事柄はいまだにかなり初期の段階にある。

■ADHS疾患概念の展開の年表　Zeitliste der Konzeptentwicklung

1902年	George StillがADHS類似症状を記述
1932年	KramerとPollnowが多動性障害を記述
1937年	Bradleyが多動性障害にベンゼドリン®（アンフェタミン）療法を開始
1954年	Panizzonがメチルフェニデートを開発
1962年	微細脳損傷、または微細脳機能不全（MCD/MBD）
1970年	Douglasが注意欠陥を中心に位置付けた
1980年	注意欠陥±多動性障害（DSM-Ⅲ）
1987年	注意欠陥-多動性障害（DSM-ⅢR）
1992年	ICD-10で多動性障害と呼称される
1994年	DSM-ⅣはADHS/ADSの診断基準を今日にものにした
2004年	新欧州ガイドライン

初期の医学的理解　Frühe medizinische Erklärungen

　ADHSおよびHKSの症状と同様の顕著な特徴のある児童（大概は社会行動障害への移行期にあるが）はいかなる時代にも存在した[142,143]。たいていは社会的問題で人目を引くようになった時にのみにみられ、躾教育的手段でもって彼らに対処した。医学的背景は後になって初めて推測された[124]。「精神障害の性質と起源に関する調査」[46]というタイトルの英国人医師Alexander Crichtonの教科書には、すでに注意やその障害に関する章があった[137]。

　Seidler[170]は初期ドイツ医学や心理学といったテーマを理解する方法を以下のように記述した。

Hoffmannの時代には医学は器官病理学にすでに足を踏み入れており、児童の精神的かつ道徳的現象を身体論的に説明し始めていた。こうして1845年、ベルリンの精神科医Wilhelm Griesinger（1817-1869）は脳を"精神の器官"と呼び、その機能障害を"精神疾患"と呼んだ。一瞬たりともじっとしていられなく、また何ら注意力を示さない児童は"神経質体質"であり、作用を及ぼす刺激に対する中枢機関の反応が障害されている。

　Griesingerの大脳病理学のライバルであるブレスラウ大学のHeinrich Neumann（1814-1884）は、これら児童の運動不穏の亢進は異常な速さの発育にあるとし、彼はまたこういった発育を"変態過剰 Hypermetamorphose"と呼んでいた。1859年に彼が著述した"そのような子ども達"は、"いささか落ち着きなく、間断なく動いており、ほんのわずかの間だけ彼らの癖が出る、動きは不安定で座らせることが困難であり、生産的なことを学ぶにはゆっくりと、しかししばしば素早く大胆な応答により驚かされる"。うぬぼれの強い母親はこのような患児の状態を機知があるとみなし、心配性の母親は興奮しているのだろうとみるであろう。

　以前、二人の児童精神科医がこれらの諸現象を同時代の一般的精神医学議論に組み入れる試みをしている。英国人のHenry Maudsley（1835-1918）は1867年、落ち着きのない子どもを"情動あるいは道徳的狂気"の疾患群に含め、ドイツのHermann Emminghaus（1845-1904）は、1887年に"遺伝と変質"を想定していた。

　増強する全身のがさつき、全身不穏、我慢のなさを目の当たりにして、米国の神経学者George Miller Beard（1939-1883）は1869年、この易刺激性の衰弱状態に対して"神経衰弱 Neurasthenie"なる呼称を議論に持ち込んだ。Beardはこれでもって"主に米国の社会病 predominantly American societal illness"を説明しようとしていた。この疾患は米国におけるその他のあらゆる疾病より高頻度であり、脅威となって来た五つの外的要因（蒸気機関、日刊紙、電信機、科学、"女性の精神力"）が原因となっている。のちにBeardは特殊な"アメリカ神経質"と呼び、彼の神経衰弱の概念は続いて世界中に広まっていった。

　またドイツでの議論の中でも、ますます神経質が確認され、それは工業化の進歩、劣悪な労働条件、社会的かつ政治的不穏の所為にされた。さらに家庭や学校はますますもって突き進み行く帝国主義の理想を指向しているのがはっきりしており、秩序、時間厳守、中庸、自制心、服従のような兵士に見る徳目が問われていた。それゆえ不穏、すなわちこれらの要求に応じない"神経質な"児童に対して医師や教育者の共通の興味が注がれた。1890年、ライプッチヒ大学の哲学者であり心理学者のLudwig Strümpell（1812-1899）が提示した"教育病理学のシステムあるいは児童の欠点論のシステム"のなかに、不穏や不注意が体質的性格異常としてみられる。

　1908年より数十年間、繰り返し取り上げられてきたベルリンの小児科医Adalbert Czerny（1863-1941）による"子どもの躾教育者としての医師"の講義は有名であった。彼はパブロ

フの生理学を志向し、児童の性格はもっぱら健康状態と躾教育によって決まると仮定している。したがって最も厳格な意味での正常の子どもは、第一に適切な栄養状態にあり、第二に十分に訓練された神経系を有するというものである。Czernyは、正常児と精神的異常児の中間段階として、以下のような特徴をもった1つのグループを記載している。つまり"多大な運動衝動、遊びや種々の取り組みにおける根気（持久力）のなさ、不従順、授業での注意の集中力欠如"である。このことは"じっとしていない男の子 Zappelphilipp"が難なく思い出され、Czernyはこの子どもを"躾に難渋する児童"に属し、"神経病質 Neuropathie体質"の一部であるとした。

　同じごろ、精神医学から"精神病質"の概念が現れる。この概念でも、落ち着きのない児童は、正常と病的の境界線上で整理された。議論になるのは遺伝、あるいは子宮内で獲得された素質であり、それが"先天性の劣等性"に行きつくという。

　20世紀の最初の数十年間で、児童における多くの医学専門分化部門が区別され始めた。これらの専門科目はそれぞれ患者の身体的、精神的、社会的問題に携わっていた。すべての部門において、ほとんどは明らかに観察された患者の症状の記述がなされている不穏で、不注意の児童についての考察である。近代児童精神医学の先駆者の一人、August Homburger（1873-1930）は1926年に、これらの児童の興奮性亢進、強い注意転導性、絶えず気分転換の必要性、明らかな集中力の減退を記載した。個々の具体例において刺激の氾濫、間違った躾の方法が現実を規定するゆえ、まず医師は"両親の躾の相談相手でなければならない"とした。同じ頃、カールスルーエの小児科医Franz Lust（1880-1939）と同様に小児科医たちもこれをみて取っていた。Franz Lustは、どんな年齢であろうとかかる児童の治療を医師一般にとって、むしろ治療矯正的課題だとしている。

　ドイツとオーストリアでは、まもなく指導的臨床家や学者の差別、移住、強制退去によって洗練された議論が何年にもわたって中断された。こうなってから別の方向を目指す専門家がこの問題を引き継いだ。こうして1939年、ウィーン大学の小児科正教授Franz Hamburger（1874-1954）は、児童の不穏を単純に神経症的行儀の悪さの一部とみなしたが、これには断固抵抗する者が現れるに違いないと思われた。治療の目的は、児童に"嬉々とした従順さ"を得させることであろう。そうだからといって、"11歳の児童をヒトラー少年隊 Hitler Jugend"に差しだすのに十分だと両親に薦めることはできないと考えているが、しかしたいていの児童はヒトラー少年隊での活動に参加すれば、その神経症が消失するのではないだろうかと思われていたのかもしれない。

　多動性障害の現代史は、通常Gold Frederick Still [184] とAlfred F. Tredgold [197] の著作の開始と関係がある。さらに一連の諸家達は、ADHS、HKSの現在の基礎概念はStillとTredgoldの研究の中にあると考えている。もちろんStillとTredgoldの研究には一連の多動児の専門的記述が

先行しており、これらはすでに19世紀の精神医学文献[22, 41, 84*2, 88, 121]にもみられており、20世紀初めの刊行物に[20, 81, 131, 168]に引き継がれていった。

過度の興奮性とかんしゃく：多動の前駆症状？
Übererregbarkeit und Jähzorn：Vorläufer der Hyperaktivität？

Cloustonは、"一見、神経症的な児童のようだが、精神医学との境界線上に位置する"一連のひどく扱いにくい病的状態について記述した[41]。彼はこれらの障害はすべて"大脳皮質"における何らかの機能障害に還元され、病因としては"より高次の脳部位のニューロンの反応能力が障害されている状態"であろうという仮説を立てた。活動性の抑制に責任があるより高次の脳領域が何らかの方法で脆弱化しており、それが起因しコントロールすべきエネルギー供給量の程度を処理する能力を失っていることからこの障害が起こっているとした。

しかしCloustonは、この障害を"完全に精神疾患"だと分類すべきではないかと強調した。この状態は"遺伝性かつ先天的な"特異性によって引き起こされ、同時に"小児期における中枢神経発達の繊細で未知なる過程"における欠陥を伴い、ある特定の脆弱さを引き起こしたのではないかと考案した。彼はさらに一定の脳領域が発達段階で、他の領域よりも"先に発達した"ことによって、前者、つまり一定の脳領域が機能障害を被っているのではないかという見解を主張した。この機能障害がさらに他の諸領域へ拡大して行くという大波及現象を起こすのであろうとした。

一連の病理学的機能障害が記述されたが、Cloustonの意見に従えばこれら全て最終的には同一の病理の結果であり、その中の一つが今日のADHSに類似している。彼はそれを単純な過剰興奮と呼び、"大脳の精神的、情緒的刺激に対する過剰反応"から起こると述べている。この障害は3歳から思春期までの児童に起こり、主症状は多動と不穏である。障害は"急性増悪性schubweise"に起こり、数カ月から数年間続く。急性増悪期の間、児童は痩せ、眠らず、学校の成績が下がる。そのような臨床徴候は、児童の"快い出来事への反応としての快楽譫妄Lustdelirium"に帰せられ、それは神経質気質の子どもに予期される反応の誇張として解釈された。

Cloustonによれば、この障害の共通の特徴は「より高次脳皮質の神経細胞の興奮しやすい状態」であった。彼の見解では、これはてんかんを患う人々に認められる運動皮質の過活動に匹敵するとした。幼児期の脳発達過程は細胞が段階的に安定化しつつ、急速な細胞増殖を含むという当時の信頼できる研究成果に関連して、彼は、子どもたちが過興奮性に悩まされ、神経安定化がこのプロセスに現われないとの考えを主張した。

＊2　同じような図表がSeidler[170]の論文にもみられる。Seidlerの論文にはHeinrich von Rustige（1810-1900）の会が"中断された昼食"もみられる。この光景が似ているため、おそらくZappelphilippの"原型"であろう。

そのような脳発達障害に推奨される治療は、ブロムなどの臭化物を副作用が現れ始めるまでの高用量を使用することであった。しかしCloustonは、薬物投与のみ行うべきでないと強調した。その代わりに、同時に子どもたちはバランスのよい栄養を与え、新鮮な空気にたくさん接し、「適当な会話と同伴者と仕事」を手にするべきであると述べた。治療目標は脳の物質合成代謝を障害させずに、その範囲内で細胞異化作用と脳皮質の反応準備性を低下させることであった。治療は行き過ぎないように綿密に監視しなければならないとした。

Stillと道徳的コントロールの欠如
Still und der Defekt der moralischen Kontrolle

児童の多動性に最初に明確かつ系統的に取り組んだのは、George Frederick Still（1868-1941）である。彼は小児科医であり、ロンドンの王立大学病院の小児疾患の最初の教授だった。ところがStill教授は、一般にStill病として記載されている小児の慢性リウマチ性関節炎により一番世に知られるようになった。Stillは1902年、Cloustonが完成させていた講義を王立医科大学で行い、今日では我々が"多動"ではないかとする小児に近似する20名の病歴を紹介した。彼の症状記述の中には、極端な運動不穏と"舞踏病様"の動きのような特徴がしばしば見られた。もう一つの共通の特徴は、"注意維持能力の病的欠如"の一つであり、このため、知能は正常であったにもかかわらず、学校での成績はかなり悪かった。行動面では多くの児童は陰険で、破壊的かつ狂暴で、教育的に与えられる罰にも反応しないようであった。

Stillによると、このパターンは女児よりは男児により多く、しばしば小学校の最初の数年間で始まり、時には身体的特徴においても際立った特徴を伴い（たとえば目頭の広いしわ？（breite innere Augenfalte）、高くてとがった口蓋）、勝ち気な気性がしばしば見られ、これは一般的には児童の教育や家庭環境とはわずかしか関係がなく、たいていは予後が悪い。すなわちStillは今日ADHSにおいて確認している多くの中核となる特徴や随伴的徴候を記述していた。Stillが主張した見解は、児童は"道徳のコントロールの欠如"を病んでいるのであり、その場合、健康な児童を掟に忠実にさせるような教育と自制心の代わりに、命令と権威の反省無き無視を表しているとした。逆に前述の児童は、"他人の利益や自らのより包括的で間接的な利益を考慮しないで自分自身の欲求の早急の満足"を優先する。またStillは、これらの児童の多くの出自は混沌とした家族に由来すると仮定したのにもかかわらず、かなりの者が適切な教育を受けている家庭の出であることに気付いた。Stillがこの病気の児童に対する基準を確立するにあたり、不適切な養育を受けた児童は除外することも決めていた。これによって彼は"道徳のコントロールの欠如"が、遺伝か出産期あるいは出生後の損傷のいずれかによってもたらされる"病理学的な身体状態"に帰着するという仮説を提示するに至った。

病気の原因についての不確実性によって、これらの問題を有する子どもを亜型分類するという論理的基盤が作り出された。Stillは証明可能な重篤な脳損傷、つまりどれも証明されてはい

ないが予想通り脳損傷に至ると思われる多数の急性疾患、病理、損傷を伴った児童と、どの周知の原因にも帰着し得ない多動行動を伴った児童とを区別することを提案した。これによりStillはつまり脳損傷、微細脳機能障害、多動性の三つの主たる診断カテゴリーは歴史的に等価であることへの礎石を築いた。しかし、このことにより彼は学術用語の混乱の種を蒔くことにもなった。この混乱はその後数十年間において、多動性に関する文献では非常に優位を占めていたが、しかしまた多動性とその治療に関する多くの優秀な研究の弾みにもなった。

　Stillの患者に関する理論は、社会経済的、学問的に支配的な風土という文脈の中でもっともよく理解できる。19世紀を通して英国は重要な経済的、政治的、社会的変動を駆け抜けた。経済活動はますます小都市の工場に中心を置き、農業経営や田園生活から遠ざかっていった。失業率は高く、仕事がある人であってもしばしば長時間働き、支払われる報酬は低かった。明らかに階層構造が社会を支配し、下級層は不道徳で劣等な人間であるとみなされていた[152]。社会経済的変化によって下層階級は極度の困窮に苦しみ、それは幼児死亡率の上昇や大衆の健康状態の悪化、子どもの学習困難や犯罪の増加に見てとれた。下層階級の知的かつ道徳的な欠陥は、社会情勢の結果というよりむしろその原因とみなされた。

　このような社会経済的な発展と時を同じくして、社会の進歩は客観的学問の発展によって達せられ得るという目論見で、同時代の学問はますます実証主義へと進んでいった。特にダーウィンの理論は、さまざまの社会的逸脱に対して環境のいくつかの種類の生物学的変異には淘汰による利益を与える[49]という仮説によって学問的説明を提供した。つまりこの理論より派生して、社会的諸現象を説明する試みから"最も適した者が生き残る（適者生存）Uberlebens des Fittesten"の概念が、"一つの法則"のレベルにまで高まった。同様に健康状態が悪いとそれは遺伝による脆弱性、あるいは劣等性の一形態と容易に見ることが出来た。この社会的ダーウィニズムは、知識人と社会改革派の内では大いに好評を博した。

　このダーウィニズムは当時の支配的傾向にぴったりはまったので、Stillの興味は社会的ダーウィニズムの諸原理を引き継ぎ、彼がその治療を要請されていた"児童の道徳的コントロールの欠陥"でもって十分説明することにあった。彼は道徳意識と道徳のコントロールは本来生来性の指標であると主張していた。

　これらの指標は"メンタルな進化の中でもっとも高度で、最も新しい産物"であるという。ところがこれらの指標は、比較的新しい進化論的進化であることからもろくもあり、進化の過程での喪失だとか挫折には特に不安定で弱いとされている。

神経障害体質に起因する多動性
Hyperaktivität aufgrund von neuropathischer Diathese

　多動な行動特性を根拠づけるために、脳損傷の存在が推定されたものの、証明はできなかった折に出現した多動性行動パターンについてのStillの報告を立証するために、Tredgold（1908）

は児童についての更なる知見を提示した。彼が主張した見解は、出生時の脳障害や比較的軽微な無酸素症などといった幾らかの脳損傷が、子どもが就学して1年目の時点までにつきとめられなくても、諸要求と対峙しているならば、これは問題行動あるいは学習困難と言い表してもよいというものであった。Tredgoldは英国王立精神遅滞委員会の会員だった。彼が執筆した"精神遅滞 Mental Deficiency"（Amentia）は1908年に出版され、1914年まで改定を重ね、1952年まで市場に出回っていた。その著書のなかで、Tredgoldは多動の徴候を示す多くの児童を記述し、"微細脳障害"の概念を考慮に入れた多くの著者[139]のなかの最初の1人としてみなされている。

Tredgoldの多動性の記述は、彼が"高度の知的障害"と呼んでいた年齢の低い一群に基づいていた。これらの児童がたとえ通常の学校教育を役に立てることが出来ないとしても、Tredgoldの考えからすれば個別的なまなざしや教導に浴するであろう。また彼が気づいたのは、一連の子ども達は身体的異常、つまり口蓋の奇形、軽微な神経学的異常兆候、異常な頭蓋骨の形状や巨頭症、そして協調運動能力の欠如などである。

児童たちには教育に関して遅滞があったほかに、適切な環境に育ったにもかかわらず、犯罪行為への傾向があった。Tredgoldは、道徳的欠陥は"大脳のより高次のレベルにおける器質異常"からきているというStillの判断を共有していた"道徳感覚"、その座を占めていると思われる脳の諸領域は人間の進化の経過におけるより新しい発達の産物であり、それゆえ損傷に対してより脆弱であろうと考えた。Tredgoldはそのような道徳性欠如は、ある世代から次の世代へと伝達される何らかの脳損傷の遺伝により生ずるのではなかろうかと信じていた。なぜなら脳障害は種々の形態を想定でき、そのため多動、偏頭痛、軽症型のてんかん、ヒステリー、神経衰弱をもたらすと思われる。Tredgoldはその欠陥状態に対し、いくつか名付けている。たとえば"神経病質素質（Neuropathische Diathesis）"、"精神病質素質（psychopathische Diathesis）"、"Blastophorie（A. Forel, 1911、両親は良い資質を持っているにもかかわらず、受精卵が損傷を受けていて、子孫は精神病になるという変質理論。とくにアルコール依存や梅毒の原因と考えられた）"または"Keimverfälschung（受精卵偽造）"などである。彼の考えによれば、環境要因はそういった精神あるいは道徳上の欠陥の原因として何ら本質的役割とはなっていない。

今日でも、精神的な障害のある児童たちの多くは、貧しく、心理社会的な問題をはらんだ地域の出身であり、このことが皮相な研究者をして有害な環境が障害の原因であるという誤った結論に導くことがある。しかし幾多の研究によって、こういった症例の大多数では明らかな病的遺伝が存在し、環境は原因ではなく、事実上はこの遺伝の結果であることが明らかになった。ただ環境要因との相互作用もあることも触れられている（文献165、23ページ参照）。

StillとTredgoldによる発表後の数十年間、大西洋の両側の二人の権威ある主導的医学者によって、一方では脳障害の相互作用、他方では体質に基づく素因は行動変異の豊富な多様性に原因があるとされた。そのような生物学的バリエーションはさらに学業の挫折から[45]犯罪まで[76]、

多くの異なった結果を生むことになった。逆に認知機能障害や逸脱行動に対する心理学的、社会的解釈はきっぱり否定された。自らをめぐる環境への適応困難が生じるのに重要な要因としての中心的な論争は、遺伝や分娩時損傷の相対的関与をめぐって堂々巡りしていた[78]。

脳炎流行後の後遺状態　Folgeerscheinungen der Enzephalitisepidemie

多動性と特定可能な脳損傷との関係は、1917年から1918年に欧米で蔓延した流行性脳炎を通じて確かなものとなっていった。臨床医はこの感染症で無事に生存出来たにもかかわらず、その後に問題行動や認知機能障害を示す児童に多く出会った。多動性、破滅的な人格変化、学習困難が流行性脳炎の後遺症のなかに見受けられた[54,85]。さまざまな要因を含む概念として「脳炎後行為障害」という名称が使用された[13,64]。脳炎発症の犠牲になった児童たちのその後の観察によって、同様の症状パターンの存在が証明された。Cantwell[33]ら、その他多数の研究者は多動性へ向けられた北米の興味の取っ掛かりは流行性脳炎の流行にあるとした。

Hohman[85]、Ebaugh[189]、またStreckerおよびEbaughが共同で、大流行のあとに持続的な問題行動を示す児童たちは罹患がもっとも重篤な子どもであり、ほとんどの場合に重い脳機能障害を負っていたと論述している。しかしながら、記述された児童たちのいくつかの問題のみがADHSの今日の基準に合致するのではなかろうか。注意するべきことは、意のままになる所見のみが重篤な損傷と、重篤な行動障害との関連性の正しさを証明していることである。微細な脳障害と軽度の行動障害との間に似たような関係があることを主張するために、いくつかの根拠でもって後々議論された。

Still病が社会的ダーウィニズムの影響が脳炎の後遺症にあてはめられたように、病気の展開には遺伝的素因があると推定された。脳炎などの病気にかかった人々は、体質的に何かの不利な要素を有するとみなされた[12,21]。

多動性障害　Hyperkinetische Störung

1930年代初頭にKramerとPollnow（6章、7章を参照）は、極端な落ち着きのなさ、気の散りやすさ、言語発達障害によって特徴づけられる症候群を記述した。彼らは症候群を"多動性疾患"と名づけ、激しく、がさつな行動不穏を前景に据えるも、計画的で辛抱強い行動、衝動のコントロール、危険の予測、規則の順守の欠如などにも着目した。両者はこの疾患を、さまざまな種類の器質性脳過程に対する幼児の反応様式と分類した（文献83、S. 537-553；文献101）。3歳もしくは4歳時に始まるこの極端な不穏はしばしば突然出現し、"一定の静穏期があってから"たびたびてんかん発作が現れる。この不穏状態は6歳で最も重篤な程度に達し、その後徐々に減退していくが、たいていのケースでは完全な治癒がみられた。言語障害や全般的知的発達の障害はしばし不穏が始まる前に認められる。

児童は容易に気が散りやすいとも記述され、無秩序で無目的な過度の運動行為は刺激に反応するという唯一の目標で持って、相互関係のない衝動の連続とし現れるように思える。彼らの遊びにもその意味が欠如しているように見え、遊具で遊ぶというよりむしろ破壊されてしまう。KramerとPollnowによって観察されたような"識別能力の欠如"には、今日の多動性障害の児童たちにおける"衝動性"との類似点がある。同じくわずかな数だがこれらの児童の対人関係について言及されている。彼らは他の児童達に対してもたびたび攻撃的になり、多動性障害の児童を制止しようといろいろ試みるも、児童の抵抗や闘争行為に遭遇するだけである。

記載されている言語障害は、たとえば不明瞭な構音並びに発語の遅れであり、その後の言語発達の遅れにあった。児童らは病気から回復するまで語彙は増加しないであろうという主張があった。しかし家庭で観察すると、児童らの知能は形式的な認知機能検査の結果よりも高いように思えた。統合失調症、幼児性認知症（Dementia Infantilis）、脳炎、統合失調症様精神障害などの他の障害と区別できるとも主張された。

全部で45人の児童が"多動性疾患"とされ、そのうち17人は詳細に症状が記述され、15人は追跡調査された。1人は死亡し、3人は明らかな知的障害があることがわかり、3人は不穏状態から回復したものの知能には障害があった。4人は部分的に回復、2人は完全に回復した。残りの2人の児童は7歳以下であったため、"多動期にある"と分類された。

同様の症状を有する小規模の症例集が、数年前にイタリアで出版された[155]。HoffはKramerとPollnowやde Sanctisの調査結果を吟味したあとで、ウィーン大学の医学生向けの児童精神医学に関する3連続講義のなかで"多動性障害"を取り上げ、新たな意見を主張した。彼は多動性障害は精神病の一形態としてより、むしろ一種の脳内代謝の内因性障害であり、遺伝的基盤の可能性が存在するとはっきりと述べている（文献83; S.544）。

対してソビエト連邦（ソ連）では、多動性は共産主義連邦国家成立の頃からほぼ認められていた疾病であったようだ。IsaevとKagan[90]によると、1920年代の初頭にはソ連の児童精神科医Gurevich、Kashchenko（1919）、Simson（1929）とJogikhes（1929）はすでに重視しており、多動性は医学的問題と教育学的問題、両者のコンビネーションであるとした。さらにGurevich（1925）が1919年に設立した"精神神経学サナトリウム"学校での仕事を細かく描写した。ソ連の学校は、神経質や一般的な神経学的アンバランスなどの"わずかな逸脱を有するほぼ正常の子どもたち"のことを念頭においていた。多動性を"神経衰弱の（対極にある）強力型"と同様なものと評価したことは、続く数十年間にソ連の児童精神医学がこの障害の診断、原因論、治療に近づいてきたようにも見えた。薬物治療は精神刺激剤と鎮静薬の混合物で構成され、その割合は児童の神経系における興奮過程や抑制過程から想定される比率により規定される[89,90]。同様に当時の東ドイツ（DDR）では、多動性を記述するために"興奮性児童"のような概念が使われ、薬物治療は不穏が疲弊しやすさを伴うか否かによっていた。疲弊しやすいケースには精神刺激剤が、疲弊しにくいケースでは鎮静剤が投与された[70]。

器質性障害による衝動性　Organische Getriebenheit

　KahnとCohenは1934年に3名の患者について記述したが、この患者らの臨床像は多動、じっと大人しくしていれない、突飛性、がさつ、ぎこちなさ、気ままな活動の急な出現などの点において特徴的であった。Kahnらは、すべての症状は中核の行動異常である「多動性」に続いて二次的に現れると考えた。さらにこの多動性は"器質的な衝動性、もしくは内的衝動性の過剰"の結果であり、これはたびたび脳外傷または"出生前脳症もしくは出産外傷"に起因する脳幹構造の異常に由来するとされた。しかし一連の多動児では、外傷の既往歴が確認出来なかったため、KahnとCohenは、脳幹の活動性を調整する構造における先天性の欠陥が罹患の原因ではないかと説明した。またKahnらの意見によると、特定の脳領域の過剰発達と同程度、発育不全が同様の結果をもたらすのである。彼らは、たとえば筋攣縮や微小な先天的な形態異常といった軽微な神経学的徴候のような特性が、こういった欠陥の体質的因子の証明であろうと付言している。

　脳障害と多動性との因果関係についての別の証拠が、てんかんや他の脳障害に関する研究を通じて提示された[39, 114, 133]。また、明らかな鉛中毒の児童の場合でも、しばしば重篤な神経学的、精神的な持続性の後遺症が確認されており、後者の精神医学的後遺症の一つが多動、注意持続時間の短さと衝動性の現れである[32]。"運動不穏の症候群"を呈している児童の特徴は、ソ連の児童精神医学の初期の記録文書にみられるものに[190]非常に似ている。

霊長類研究との関連　Assoziationen mit der Primatenforschung

　19世紀後半の研究では、サルの前頭葉を除去した際、際立って落ち着きが無くなり、集中力も低下したことが示された[60]。1930年代に多くの研究者によって、前頭葉を除去されたサルの行動と多動児の行動との間に類似性があると確認された[16, 111]。これはたとえそのような脳損傷の特徴が全ての当該の児童において必ずしも立証されなくても、児童の多動行為は前頭脳構造における何らかの欠陥の結果であることの証拠とみなされた[120, 179]。

向精神薬治療と多動理論へのその影響　Psychopharmakabehandlungen und ihre Auswirkung auf die Theorie der Hyperkinese

■アンフェタミン　Amphetamin

　多動治療におけるアンフェタミン*3の有効性は、Charles Bradleyによって偶然発見された。彼は米国ロードアイランド州プロビデンスにあるEmma Pendelton Bradley Homeで働いていた。この発見の詳細は、1995年にMortimer D. GrossによってAmerican Journal of Psychiatryのletter to editorsに記載されている[74]。M.W. Lauterが伝えたように、Grossはこの手紙のなか

でこの発見の歴史を回顧している。同じ施設で働いていたKahnとCohen[95]の論述に感銘を受けたBradleyと同僚たちは、児童の正常範囲を超えた行動（手綱の切れた行動）の原因として、脳の構造的異常の態様の発見に関わる決心をした。このため、彼らは気脳写を頻繁に使用したが、結果として児童の多くが頭痛に苦しむこととなった。頭痛は脳脊髄液の喪失に起因しており、Bradleyは脳室の脈絡叢を刺激することで、脳脊髄液産生がより迅速になれば、頭痛がより早く緩和すると考えた。彼はBenzedrinをその当時の最も有効な刺激薬として選択した。頭痛が引き起こされている多くの児童に対して、アンフェタミン誘導体であるBenzedrinの投与することによって、行動（じっと座ることが出来るようになる）と学業（集中力の向上）が明らかに改善し[24]、知能検査の成績改善効果をもたらした[28]。この効果には、それはテストに臨む児童の情緒的態度に薬物が有利に作用したことによると考えられた。さらに、児童の大多数が投薬によってベネフィットを得ることができ、また効果発現も早かった。Benzedrin投与を中止すると効果は消失した。さらに効果は特定の行動異常に特異的に作用するものではなかった。他方、明白な脳構造上の神経学的傷害は、少なくともベネフィットを得る児童に確認された[27,29]。特異な児童100名の一群のなかで54%は回復、21%は変化なし、19%は精神運動反応が増強、6%には行動の悪化が認められた[25]。

薬物作用のメカニズムとして、まずは高次抑制中枢の興奮によるもので、それによってより高位での任意のコントロールが働くはずではないだろうか。またBradleyはアンフェタミン[26]の陶酔作用の重要性にまで立ち入った。問題行動のある児童は、その多くが顕著な多動や落ち着きのなさを示し、不幸であり、彼らの逸脱した行動はこのことを伝える類いのものであると考えた。したがってアンフェタミンの投与は、児童をそれほど不幸にはせず、悪い態度をとろうとする欲求を弱めるのではないかと考えた。

Lauferは1950年半ばまで薬物が使用されなかった理由は、一世を風靡していた精神分析的風土が存在し、多動には器質的要因があるという考えが拒絶されたためという見解を主張した[104]。Lauferと彼の同僚はアンフェタミンを入手し、"多動で衝動的な障害"の基盤にある神経学的メカニズムやアンフェタミンの効果を検討した。刺激薬の有効性の確固たる証拠を確保しようとする取り組みは、問題行動の中でも多動性を示すのは親の躾が不十分なのが原因であるとする立場との競合で困難であった。Lauferの研究は彼と同時代の2人、Gastaut[63]とMagoun[119]の研究に基づいていた。Gastautは、児童が脳波検査で光線刺激賦活中にメトロゾールで刺激を与えるPhotometrozol Stimulationstest（光線メトロゾール刺激賦活テスト）を開発した。これは前腕に生じるミオクローヌスけいれんや脳波の棘波が入念に記録される。Magounの研究は、敏捷性を維持する求心性網様体賦活系に集中して行われた。

---

*3　Amphetaminは1887年にEdeleanuによってはじめて合成された。1910年にはBargerとDaleによって、Adrenalinとの化学的類似性が発見され、1932年に薬物として初めて喘息治療でのEphedrinの代替薬として導入された（Benzedrin吸入薬[53]）。1970-1980年代には、食欲増進剤や覚せい剤として乱用が社会問題となった。こうした事は、麻酔薬投与下の精神刺激剤として使用される根拠ともなった。

網様体の異常が児童の過剰な興奮や多動につながる可能性があると考え、Lauferらは"情緒障害"を有する児童の研究を始めた。その際彼らは、多動で衝動的な障害を表す一群と、その障害を有さない一群に分類した。彼らは、多動群ではストロボスコープによる光線刺激への反応としてミオクローヌス痙攣を示すために、メトロゾールの必要量は非多動性群よりも少量でよいことを確認した。いずれにせよ多動児にアンフェタミンを投与する際に必要なMetrozolの量は、非多動児と同じ量まで増量された。Lauferらは、多動児の中枢神経系における欠陥は視床の領域に規定されるのではないかと考えた。したがって、強い刺激はフィルターにかけられず、"ブレーキ（制止が効かない）がかからない状態"で脳内に広がるので、それが児童の過活動行動の引き金となると考えた。

のちにLauferの研究にはある種の方法論的欠陥があると指摘された。たとえば記載された非多動児のPhoto Metrozolの値を記録するのを忘れていた。しかし、たとえ最初の研究が検証されなかったとしても、Lauferの研究はその後の児童期の多動性の生物学的治療の探求への関心を著しく刺激することになった。

■メチルフェニデート　Methylphenidat

メチルフェニデート（MPH）は、歴史的には2番目に登場したが、臨床的に見るとADHS/HKSの治療においてファーストチョイス（黄金の規範"Goldenstandard"）である。MPHは1944年にPanizzonが開発し、軽い精神刺激剤として分類され1954年に市場に登場した。販売元の製薬企業であるCiba社は、この薬を「励まし、元気づける薬－節度を持って」と宣伝した。製品名であるRitalin®という名は、開発者の妻の名前、Marguerite "Rita" に由来する[199]。Panizzonが自己実験においてその薬物の刺激的効果について特に明確には意識していなかったが、彼の妻であるRitaはもっと上手にテニスをするためにMPHを使用していた。

Connors[42,43]が中心的役割を果たし、MPHの最初の臨床比較試験が1960年代に始まった。それによれば、注意や多動と行動異常の出現などを改善できることが示された。現在では研究データが利用出来るようになり、その結果、メタ解析が統計的に示されるようになっている[97,167,178,191]。それによると、治療している児童や10代の児童の75％で顕著に症状が改善し、また適応の向上が得られることが証明された。そのうえ仕事、社会的態度、学業に関して好ましい効果をもたらすことも判明した。MPHは児童精神医学のおよそ40年の臨床経験で一番研究された薬剤で、かつ安全で確かな製品といえる。

それでもなお、MPHの歴史（また他の精神刺激剤についても同様だが）を通して、薬物の使用、有用性、長期耐性に関して絶え間なく、ある部分では激しく続く対立する議論が続いた（1章を参照）。1980年代に米国で論争が始まり、すぐに西欧諸国に波及した。その過程でサイエントロジー宗派[*4]と反精神医学運動とが不名誉な役割を果たし、それらは現代にまである程度の影響を残している。メディアと政治の一体化が今も昔も激しく論争される中で、真実はいつも歪曲されるか蔑ろにされ訴訟のターゲットとなり、そのうえ客観性や障害のある児童や家

族の実際の福祉を軽視することにもなった。幸いにもこの3年間、政治に関わった多くの参加者、特に自助組織の活動のおかげで事態に目が向けられ始めた[31]。

■**非精神刺激剤**　Nicht-Stimulanzien

　精神刺激剤ではADH/HKSのすべての児童たちを救うことが出来ず、薬物乱用の可能性が絶えず議論された。そのため、早くも1970年初めから非精神刺激剤が研究された。候補の薬剤としてはImipramin、Desipramin、Clonidin、Bupropion、Moclobemid、Buspiron、Venlafaxin、Fluoxetin、Guanfacinと広範囲に及んだ。しかし、臨床効果としては精神刺激剤と同等かむしろ低かった。有害な副作用（三環系薬物の心毒性効果も含む）も確認された。2005年以降にドイツで最初に認可されたAtomoxetinは、ある程度MPHの代替薬剤であるといってよい薬物である。精神刺激剤のようにドパミン系ではなく、ノルアドレナリン系に最初に作用するにもかかわらず、MPHと同様の行動の効果をもたらす。もう1つ示唆されるものとして、ADHS/HKSの病態生理学にはドパミン系とノルアドレナリン系の両方のシステムが関与しているということである。

微細脳障害から微細脳機能障害へ
Von der minimalen Hirnschädigung zur minimalen Hirndysfunktion

■**微細脳障害/脳の微細障害**　Minimale Hirnschädigung/minimale Schädigung des Hirns

　脳損傷の関与を示唆する仮定は、微細脳損傷構想のための基礎を与えた[50, 55, 86, 176]。Straussと共同研究者ら[107, 186-188]による"最小刺激 minimale Stimulation"に関する出版物や授業プログラムは、落ち着きのない挙動は微細脳障害が原因であるという構想の促進に寄与した。Straussと同僚らのグループは、米国ミシガン州ウェーンの児童自立支援施設で暮らす児童の精神病理学と教育的ニーズを調査した。この学校は、境界域知能児および"重度知的障害"を有する児童のためのリハビリテーションを提供した。StraussとKephart[185]は、境界域知能の児童は2つのグループに分類されるとして、それぞれを"外因性"と"内因性"と呼んだ。"外因性"の児童には、外傷や炎症過程による中枢神経系の物理的損傷があるが、知的障害の家族歴はない。"内因性"の児童の病歴には、脳の物理的損傷の徴候はないが、知的障害の家族歴を有する。この2つのグループは、その行動と現在の機能的能力に関して異なっていた。すなわち"外因性"の児童には授業はほとんど成果を示さず、かえって活動性過多や気が散りやすくなるようであった。そしてStraussとKephartは、臨床的に観察に基づいて、脳損傷を有する児童の障害のタイプを決定し、これらの児童にふさわしい授業プログラムの開発という目標を掲げた。

＊4　米国人Lafayette Ronald Hubbardが1952年に提唱し普及させた新宗教。精神療法理論ダイアネティクス（Dianetics）を教義とする。

観察の結果としてStraussとWerner[188]は、脳損傷のある児童の行動は、脳損傷のある成人の行動に著しく類似していると推論した。この類似が彼らをして、種に特異的な生来性の行動パターンを前提とすることに導いた。もしある児童に脳損傷が存在するならば、この一定の行動パターンはより弱い刺激により誘発されるが、しかしそれは成人の場合のそれよりより強い反応を引き起こす。たとえ彼らの最初の研究が知的障害の児童を関わっていたにせよ、同じ行動パターンは正常知能をそなえた児童における脳損傷を指し示すことにはならない、という想定への根拠は存在しないのではとStraussとWernerは推察した。

これらのような研究結果は、児童の問題行動や学業不履行に対する生物学的解釈を示すものとして、当時大きな論議を引き起こした。この研究結果は、それまでの大部分精神分析理論に基本を置いていた治療の欠陥のため、児童を救う試みに対してますます幻滅や不満を抱くようになった小児科医や児童精神科医を大いに奮い立たせた。研究結果は多くの人には受け入れられたにもかかわらず、Straussや共同研究者の結論はまた疑惑に遭遇することになった。主たる批判は、器質性脳障害であると断定するその基準の明確さの欠如と関係していた。また研究によって導き出された教育プログラムは、たびたび無効だということがわかり[48]、心理テスト（各種の心理計測）を繰り返す試みは、ほとんどのケースにおいて成果が得られなかった[198]。

Straussやその共同研究者らの理論がより幅広く受け入れられるよう努力していたのと時を同じくして、微細脳損傷の概念が多様な胎児研究や動物実験で支持されるようになった。疫学的研究では、母体と胎児の諸要因とそこから生じる児童の行動上の諸問題との間の強い関連を示し[112,130]、動物実験の結果でも行動障害と軽微の脳損傷との関連が支持された[47]。出生時無酸素症とのちの発達障害との有意な関係に関する経験的証拠[73]は、てんかん[127]や他のタイプの器質的脳障害[87]を被った児童において、行動の体系的な臨床観察と同様、とりわけ多くの期待ができると考えられた。

微細脳損傷症候群"Syndrom der minimalen Hirnschädigung"という概念は、診断名としてソ連や東欧の臨床医や研究者らにおいても、1950年代から少なくとも1970年代の終わりまで広く伝えられていた。とりわけさまざまな（かなり多数の）症状、たとえば読字障害、書字障害、計算障害、注意障害、全般的な認知障害、攻撃性、加えて落ち着きのなさなどが、ソ連の実際診療ではこの診断に行き着いている[6,89,100]。旧東ドイツでは、多動は脳症（器質性脳症候群）の一側面と見られ、特殊な疾患を意味するものではなかった。むしろ生物学的かつ神経学的に確かめうる症状の組み合わせが環境と児童の相互作用と一緒になって、症候群を形成していた[103]。"抑制の効かない児童"という概念も"舞踏病様症状"と同類とみられていた[108]。

再現性のある偶然の出来事の連続体
Kontinuum reproduktiver Kasualität

Pasamanickとその共同研究者が紹介した、行動や躾教育の医学的影響に応じた連続性を伴っ

た損傷の一連続体という考え方の導入は、理論的な進歩の一つであった[99,129,130]。その根拠は、母親が複雑妊娠であったか、あるいは早産児であった場合の当乳児の死因は、そのほとんどが脳損傷であったという観察に基づいていた。したがって、死亡しなかったグループのうち、いくつかの乳児は重い障害を負っていると考えられ、そこから多数の疾患が発現すると考察される。損傷の重症度やその部位、損傷の重症度や障害の部位によって、脳性麻痺から社会的行動や学習障害、軽度の問題行動にまで至る[128]。これらの結果は、米国メリーランド州ボルティモア教育省の特別部門の特別病棟に入院しなかった児童での研究に由来しており、その際同じくクラスであっても入院しなかった児童を対象群とした。これら特殊学級の児童においては、対象群に比べて、3倍も高頻度で無酸素症あるいは早産のような周産期の合併症が確認された。このことは、とりわけ多動タイプの行動を示した児童に該当した。500人の未熟児を含むその後の前向きコホート研究において、出生時低体重だと発育障害が増えることが分かった[98]。これらの結果は主として、のちの多動性発現における出産前や周産期の諸要因に原因があることの裏付けとして説明されたにもかかわらず、社会経済状態、人種的背景、妊娠時の合併症の間にも関係があると報告された。社会経済的下層の人や非白人からなる集団グループ内で周産期合併症が高かった。このことが周産期合併症と児童にとっての不利な環境要因が、高い比率でもって同様の社会的不利益に由来しているという緒家達の結論に導いている。

微細脳損傷が微細脳機能障害へ取って代わった
Minimale Schädigung ersetzt durch minimale Dysfunktion

Pasamanickとその共同研究者は、彼らの研究成果は微細脳損傷と多動性との関連性の証左であると主張する一方、いくつかの諸家はこの考えを批判し、そして児童の過活動行為の唯一の原因として、脳損傷の可能性をますますもって疑うようになった。Birch[15]、Rapin[135]、Herbert[80]は、三人とも脳傷害が問題行動の原因となるならば、逆の結論として問題行動を有する児童にはすべて脳損傷があるに違いない、つまり、たとえ損傷が存在するための身体的証拠が存在しないといってこの想定を疑問視した。これは1900年頃にすでにみられ、さらに今日でもなお続けられている原則的議論である。

同時にオックスフォード国際小児神経研究グループ（Oxford International Study Group of Child Neurology）[118]は、脳損傷だけから行動を推定するべきではないと主張し、"微細脳損傷"という概念は"微細脳機能障害（Minimal Brain Dysfunktion；MBD）"なる概念で置き換えるべきであると推奨した。彼らは、ひとつの概念のもとにまとめられている児童の不均質なグループを新たに分類し、同質の下位の症状分類で把握するという試みを示した。行動障害と脳傷害を専門に研究しているロンドン最古の医学部のある精神科教授は、非常に懐疑的な姿勢をとっており、以下のように表現した。"脳損傷と何らかの明確な行動障害の関係を確証するに足りる、議論の余地のない十分に明白な臨床徴候、生理検査、心理検査は存在していない"。

米国では国のワーキンググループが障害の公式定義を作成した[40]。

微細脳機能障害の概念は、ある種の学習障害もしくは行動障害のあるほぼ平均、平均、あるいは平均を超えるそれぞれの一般知能段階の児童と関連があるが、それらの障害ははっきり区別できるほど明確ではなく、中枢神経系機能の正常範囲からの逸脱に関係している。こうした正常範囲からの逸脱は、知覚、概念化、言語、記憶の障害、注意力、衝動性や運動機能などのコントロールの障害などのさまざまな組み合わせを通じて現れる可能性があるが、他方就学期間内の学習障害は多く、これは最も目立つ徴候である（文献139を参照）。

その定義は、多動性は成人期の注意欠陥/多動性障害[201,202]においても明らかに脳障害のための診断上のヒントであると考えた人たちには受け入れられたが、しかし多くの者から批判もされた[151,153]。メイヨー・クリニックの小児神経学部長のGomezは、このテーマについて率直かつ明快に意見を表明している。Gomezによると、"MBD"の概念は"最大の神経学的混乱"を象徴していると述べている[71]。MBDという概念が多動性の原因とする際、器質的要因の役割を強調するために役立ち、したがってそれがこの障害（多動性）を間違った教育（躾）の所為にしていた時代の精神分析的見方の誘発を物語っていたとしても、この概念は結局あまりにも広く取りすぎていたとみなされた。つまり、特異的、情動的、認知的行動異常ならびに学業障害を説明するために取り出された一般的コンセプトであった（文献94参照）。その結果"MBD"は、読書障害、学習障害や言語障害などのある種の行動障害や発達障害のためのより特異的な記述的概念に置き換えられた。これらの概念は、根底にある仮想上のメカニズムよりもむしろ、幾多の障害の観察に基礎を置いていた。

ドイツの教科書には、この児童達に対し"早期幼児期の外因性精神症候群"という名前が付けられており、MCD/MBDの概念と完全に一致しているとみなされていた。よって"脳器質性精神主軸症候群"[69]の概念は受け入れられなかった。スイスでは器質性精神症候群（psycoorganisches Syndrom；POS）の名称が公式には存在している一方で、EsserとSchmidtの研究では予想された関連を確認することが出来なかった[57]。広く普及したSteinhausenの教科書[180,181]では、"早期幼児期より始まる脳機能障害"の概念が浮上している。確かにこの概念は学問的に批判的考察の枠組みの中で議論されるが、そのほかに"多動性障害"のグループはその時代の最先端にあるとして記述されているが、ただ"臨床症状の出ない損傷"という非特異的な考え方は、行動と認知の問題にまで持ちこされている。

行動の定義の成立　Entstehung von Verhaltensdefinition

証明可能な脳損傷か、損傷が想定される既往歴のいずれとも関連のない多動行動を示すStillによる児童の記載[184]と、多動児についての当初の包括的議論との間に30年の隔たりがある。1935年にChildersは、多動児症例のごくわずかのみが原因としてすでに証明された脳損傷あるいは想定上の脳損傷と関連していた[38]。脳損傷所見が見られない児童についての彼の論述は、

"多動児"と"脳障害児"との間で生じる差異にとって重要であった。

多動性行動症候群　Syndrome hyperkinetischen Verhaltens

　1950年代後期や1960年代前期において、"MBD"概念への不満足感が増幅していた。Lauterらによる著作[105,106]により"多動性行動症候群"や"多動性衝動障害hyperkinetische Impulsstörung"という考えや概念を導入したLauferや彼の共同研究者による影響力ある刊行物は、我々が今日承知しているように、多動性という概念を最終的に受け入れる端緒を予告していた。

　多動障害は両親の報告から推察するだけではなく、障害を実際目で観察しなければならないという、障害を定義するうえでの過剰な運動活動の意義をChessは強調した[37]。それに加えて、障害を誤った教育（躾）や脳傷害のどちらかの所為にする考えに距離を置いた。Chessらの研究結果は36人の児童の調査に基づき、彼らは診療のために紹介されてきた総勢881名のグループの中から多動性ありとされた児童だった。詳細に証明された概念は疾病発症の際の性分布、年齢を含めて、今日でいう注意欠陥多動障害の基準に似ている。攻撃性と衝撃性は関連症状とみなされた。Chessは、ほとんどの症例においてADHS"生理学的過活動"に還元され得るという見解を主張したが、しかしまたこの多動性は精神遅滞、統合失調症あるいは器質性脳損傷とも関連していることもあり得ることに注目していた[37]。行動の修正、薬物療法、障害児専門の学校での支援、精神療法を含む治療を推奨した。

　コンセプトと概念化の変化は、一連の重要な実証的研究[175,183,203,205]への引き金の役割を果たした。1960年代後半には、多動性の構想は文献の中にしっかりと定着することになった。

最初の体系的な調査法　Erste systematische Erhebungsinstrumente

　1960年代後半には、Connerのチームが多動症状の調査を目的とした両親や教師への質問表を考案した[42,43]。当時この質問表に基づいた測定は、多動性に特別な注意を向けることで、児童の行動の標準評価のために想像を超える進歩を与えた。この質問表が本来、薬物治療による行動の変化を聴取するために考え出されたとしても、得られた評価尺度はまた疫学的研究にも効果的に導入された。これに基づくこのような手段は、特に多動に配慮しつつ、小児の行動の評価が標準化された点で、当時は計り知れないほどの前進を意味していた。

精神生理学と覚醒度の意義　Psychophysiologie und die Bedeutung des Arousalniveaus

　さまざまな心理学的モデルは、多動性行動を中枢神経系の覚醒度の異常としていた。しかし

要請された異常性の方向については激しい議論を呼んだ。多動性の欠陥は過度の覚醒状態にあるとする緒モデルは、過活動性を過度あるいは高度の覚醒に曝されている中枢神経系の行動の顕現と解釈した[61, 95, 106, 186]。他方、覚醒度が低下しているとみなすモデルでは、あまりにも乏しい覚醒状態に曝され、これが強い刺激の流入により代償している一個体の反応として記載されている[24, 204]。

　1970年代に多動性の精神生理学が詳細に研究された。この間にEEG、電気皮膚反応、誘発電位などの多数の精神生理学的観点が研究され、そのいくつかのものが発表された[159-162]。これらの研究の多くには、方法論的な問題をはらんでいるものが多く、激しい批判にさらされることとなった[75]。当初精神生理学的研究の弱点の一つとして、1950年代の理論に基づいていたこともあり時代遅れと目され、たとえばその時代遅れの理論は、多動性は皮質の過剰覚醒に帰着するということに端を発していた。しかし1970年代末や1980年代初頭にいたると、そういった研究が今までとは対照的に時代を先取りした。その結果明らかになったことは、多動児は待つことが出来なくて、低い皮質性覚醒レベルを示し、刺激や反応準備性に対してより弱い脳電気性定位反応をみせるため、注意力を長きにわたって一様に保持することの問題を抱えていたのである。すなわち情報加工処理することの難しさが証明され、一部は前頭脳に機能定位された。多動児はじっと待つことが出来ず、皮質の覚醒度の低さが指摘された。

注意と動機付けの欠陥　Defizite der Aufmerksamkeit und Motivation

　1970年代には多動性の研究が拡大し、障害のさまざまな側面に関する文献が急速に増えた。とりわけ米国では、それ以前には連合標識とみなされていた注意持続時間の短さ、衝動性、注意力の転動性のような表徴が症状リストに取り入れられるようになった。以前の"MBD"の考え方は学問的証明の欠陥のため、その意味をますます失っていった。

　多動性の歴史上の転機の一つが現れた。1970年代初頭にMcGill大学のDouglasのチームが、運動性過活動は多動症候群の中核症状ではなく、注意力を保持し衝動反応を制御する能力の欠如がより意味を持っている、という見解を主張した。またDouglasは、刺激剤投与が最良の効果を示すと考えた[51]。

　McGill大学の研究チームは、障害の行動的側面と認知的側面とを調べるために、一連の計測を行った。これによると多動児は健康な児童に比べて注意力を保持する、特に気が逸らされるような状況において問題があったが、しかし一般的にはより強い読字障害あるいは書字障害を示さず、または軽度の注意力散漫を示したことを証明した。また多動児がほぼ正常、および正常な注意能力を示したのは、持続的かつ即座に元気づけや励ましが得られるような状況においてであることがわかった[61]。また別の重要な観察として、過度の運動不穏はたいていティーンエージャーの年代では減退し、一方注意力を保持することの難しさは思春期まで残っていた。

　Douglasとその共同研究者の系統的で精細な仕事の大きな功績の一つとして、多動性の認知

的側面を研究するために、質の高い研究の伝統の確立に貢献したことにあった。もう一つ注目に値する表徴は、検証可能でかつ必要ならば修正可能な理論に導かれるその方法である。これらは、しばしばやみくもに増殖していく多動性研究の中に見失っているような表徴である。

　Douglasらの仕事は、確かに多動性研究のあり方に影響を与え、以後の多動性研究の手法に大きな影響を及ぼした。このことが米国精神医学会が注意欠陥±多動性障害のDSM-Ⅲの診断名を変更し[3]、過剰な運動活動よりもむしろ注意の障害の側面に重きを置いたことの主な理由だった。たとえDouglasの理論が後になってから部分的に問題視されたとしても、この理論は注意、動機付けや抑制コントロールの個々のプロセスを含めて、多動性のさまざまな側面についての次世代の質の高い研究のために刺激を与えた。Douglasの理論は疑問の余地なく、中枢系の情報処理の行動への顕現としての注意性の研究と、神経解剖的かつ神経伝達過程との間の関連の進展を容易にし、こうして多動性と行動上の諸問題の領域におけるより新しい研究のための焦点を与えてくれた。

環境の影響　Rolle der Umgebung

　1970年代、行動障害を有する児童の薬物療法に対する傾向は、多動性の原因を説明する一連の理論を伴っていた。長い間一般に流行していたこの理論は食物アレルギーと関係していた。Feingoldは、児童はその過活動行為を食物、特に食品添加物に対するアレルギーあるいは中毒反応であると考えた[59]。この理論は、専門家にも一般の人にも影響を与えた。この考えを検証するために種々の研究が行われた。より厳格な基準を提示した研究では、児童の行為に対する食品の効果は全くみられなかったか、あるいはみられたとしても最小限のものであった。

　過活動の原因として、誤った教育（躾）が精神分析家[14]、行動研究者から[208]世間に広められた。精神分析医たちの考えは、拒否的もしくは多動気質を示す児童に対して、忍耐のない母親の過度の拒否反応が、過活動という臨床像に至るのではなかろうかということである。行動学者の意見では、両親の指示や指導を介しての刺激コントロールの条件付けの欠如による結果として、不作法や多動な振る舞いが行われるということらしい。しかし、精神社会的原因を求めれば、おそらく潜在的に最も意味のある所見は、家庭での教育と多動行動との間の関連を提示したTizardやHodges[195]の理論であっただろう。これは教育の連続性の不足のために、活動と注意力の正常な調節の発達が損なわれ得ることを示唆したものである。多動性行動パターンの発現のための中核的な関係の障害の意義は、Routh[150]やGlow and Glow[68]の"学習しても結果が出ない"の理論的モデルなどの観察研究によっても強調された。早いスピードで拡散する新しい疾患概念を把握しようとする研究者や臨床家のほかの試みは、より大きな社会的枠組み[62]の中で解釈しようとする努力と関係[206]し、都市生活でのさまざまな社会的問題、学校状況の悪化や、鉛中毒に対して敏感になるますます増大する道路交通などの中に原因がみられる。

　1970年代には、ますますポピュラーになってくる多動性の診断の適用に関して、活発な社会

学的、医療法的議論が始まった。たとえば急速に文化的変化をもたらした技術的進歩は、児童が多動状態になるかもしれないことの責任を担っているのではなかろうかとBlockは考えた。進歩の結果として、児童の興奮の増大や環境刺激が、"脆弱な児童に対して"臨床的に深刻な多動性行動を引き起こすのかもしれない[18]。他方でConradの主張として、臨床診断の拡大は少なくとも部分的には、不穏な行動を伴う児童に対する強力な薬効の存在に帰着するとした[44]。無論、すでに以前から薬物は存在していたが、しかしそれをどう使おうと役に立ったのは、特に行動障害の為に学校側から紹介されて来た児童と医師がますます頻繁に対峙するようになってからである。この行動障害というテーマは、よりポピュラーである諸家らによっても取り上げられた。たとえば米国のジャーナリストであるSchragとDivokyは、幼児期の多動性の"Mythen"について一冊の本を出版し[169]、英国ではSteven Boxが、"恥ずべき沈黙 skandalöse Stille"という広く読まれている雑誌の中で多動性をテーマとして取り上げ、不適応のレッテルを貼られ薬物治療を受けている[23]とされている多数の児童が含まれると記述している。WhalenとHenkerは、また多動性の診断がますます不明瞭となり、児童の行動が薬物治療により改善した時に多動性という診断をする傾向に警鐘を鳴らした[207]。さらにMessingerは純粋な利益追求が主要な原動力であるという主張した[122]。製薬会社は精神刺激剤の販売で利益を得ており、市場を活性化して市場規模を保つためには、多動性をより多く掘り起こす研究ならばいかなるものでも助成することが彼らの関心事であると述べた。製薬会社にも一定の妥当性があることを否定出来ないとしても、強いイデオロギー色を帯びた良心にもかかわらず（Barkley, et al [11] の批判的立場を参照)、こういった偏見がいまだもって広く踏みつけに遭うと論証全体がその価値を失うといえる（たとえば文献17参照)。

一症候群としての問題　Frage eines Syndroms

多動性、つまり唯一の症状の集まり（Cluster)、病因論上の諸要素に関しては一つの共通の原因、あるいは前もって予見できる自然経過が存在し、それはその他の障害、特にこれらの要因に関係する社会行動の障害と区別可能かという意味において、一症候群もしくは一つの独立した障害[126]であるのかという疑問に答えるには困難であった。この主張において、評価が大きく二つに分かれた時代があり、その頃、多数派はテーマ全体を研究の進歩にとって妨げになるとみており[139]、その他の諸家はこのテーマは研究にとって測り知れない程のよい刺激になるとみなしていた[154]。

症候群というテーマによって引き起こされた興味は、ADHS/HKSが実際に存在するという経験的証拠を探し求める刺激を、小さな一研究グループに与えた。この過程は理論的論述を強化する[134,138,154,156,173]ことに役立ち、また原因論過程追求を改善する[113,155,166,174,192]ことにもより大切であった。その結果は受け入れるに値する学問的研究となり、研究は1970年代前期に始まったが、おそらくこれはここしばらくは続くであろう。

WeissとTrokenberg-Hechtman[200]と並んで最近Faraoneがこのテーマを新たに取り上げ、説得力ある証拠を基にしてADHS/HKSは有効な精神医学的障害の一つであるためのすべての基準を満たしていると述べている[58]。ADHS/HKSは特有の症状が生じ、その組み合わせの中で他の疾患像と明確な境界が定められるだけでなく、しばしば成人期まで持続し得る、特徴のある経過を示す。多くの研究によってADHS/HKSの家族内集積が見出され、生物学的背景が存在していることが示されている。さらに治療方法に対して特徴的な反応があることが見出されている。しかし、これは増強もしくは減退という意味でADHS/HKS症状への社会的影響を否定していない。というのもADHS/HKSは、遺伝子や生物学的要因、環境因子の付加的もしくは相互作用を有する多因子性疾患だからである[58]。疾患への関連を探る研究は今後も続くだろう。

何のためにいかなる基準を？　Welche Kriterien wozu ?

1980年代は診断基準、鑑別診断、さらに注意欠陥性が優位にあることに対する批判的論争の時代であった。その後、研究意欲の増大の結果、ADHS/HKSは最もよく研究された児童精神医学障害にまで成長した（文献19参照）。

新しい構想によりDSM-Ⅱの"児童期の多動性反応 Hyperkinetic Reaction of Childhood"が結局多動性の有無にかかわらず"注意欠陥障害 Attention Deficit Disorder（ADD）"になった（DSM-Ⅲ[3]）。それにより米国はICD基準を避けた[211]。この基準は依然として状況を越えた運動不穏一般を障害本来の表徴ととらえ、何ら下位分類は決定しなかった。一方の分類にも、他方の分類にも十分な経験的な証拠がなかった。専門家がこの分野を支配していたからである。しかし（特に攻撃性や社会行動の障害、並びに読書－正書法障害の鑑別にあたって）より大きい明確性、特異性、診断基準の操作化に対する要求が10年間続き、欧州では特にTaylorら[193]やSergeant[171]によって前進し、諸研究の比較可能性を改善した。

1987年にDSM-Ⅲ診断基準が修正され、ADHD（注意欠陥/多動性障害）へと名称が変更された。それに加えてADD/-Hサブタイプは疑問視されるようになり、今日までICD-10でもそういった状況があるように、残りの「特定不能のADD」のカテゴリーに追いやられた。

注意力欠陥の中心的意義に対する、もう一つ別の疑問が綿密な神経心理学的研究によって明らかになった。この研究では確かにADHS/HKSにおいては注意力の全般性減退を確認したが、しかし健康な児童に比べてより低いレベルでは、一つの課題を与えた時の同じ経過パターンが見られた（その他は文献171）。こうしてADHS/HKSでは、まず動機（モチベーション）の問題ではないだろうかという疑問が浮上した。この動機の問題は強化あるいは罰則のような行動の結果に対する感受性の欠陥と関係しているが、"報酬系 Belohnungs System"での神経生物学的差異が想定された（たとえば文献19：26ページ以下、文献157：398ページ以下）。Douglasの認知モデルの優位性とは反対にモチベーションモデルには4つの長所がある。

1. このモデルによって、状況による行動バリエーションを十分説明できた。
2. 当該の児童にて、皮質−辺縁系領域における血流の低下が明らかになった[115, 116]。
3. これにより、行動に対するドパミン系の影響が明らかとなった。
4. 精神刺激剤治療のほかに、体系的な行動療法プログラムが考えられた。

　しかし社会経済的な見方も考え出された、特に精神刺激剤の社会システムへの効果に関してもいえる。つまり両親や教師の基本的態度、振舞い、期待を変化させることで、児童の異常性と補正の可能性の程度と密接な関係があるが、しかし根本的には子どもの問題状況を変えるわけではない。

　ADHSおよびHKSの研究史におけるもう一つの重要な道標はこの数年間での研究法に関する進歩であった。こうして病態生理学的背景がさらに解明され得た。前頭脳と線条体における血流減少が明らかになった[115, 116]。脳電気的研究によって"前頭脳機能障害"（たとえば文献141, 146, 163, 164, 213）が実証され、神経化学的研究はドパミン作動性双方あるいはそのどちらかのノルアドレナリン作動性神経伝達系の欠陥がそれに関与しており、おそらくこれが児童のモチベーションの諸問題にも関わっていることを明らかにした。

　1980年代の縦断研究は研究の進むべき道を発見し、神経認知機能発達の遅滞、早期に確認できる攻撃性、母子間の相互作用における諸問題などは不適切な進行方向と関係しているのかもしれないことを推測させた。しかし、また脳電気的活動の長期観察によっても（標準脳波、視覚的に誘発された電位）、8歳から13歳までの児童は特に強い脳の発達時期を示し、彼らの同年代の児童に比べて多くの者がその遅れを取り戻す、つまりこの時期が治療的介入のチャンスであることが示された[148, 210]。

　疫学的研究で男女比は2.5：1にしか過ぎないことが分かった。一方、臨床群での比率はそれが9：1であった。結果として女児は対照数、あるいは臨床への紹介がより少なかったことがいえる。これはおそらく女児は攻撃的になること少なかったからであろう。

　1980年代には臨床と研究のための重要な研究ツール（Instrument）も出来た。強調すべきは精神病理学プロフィールのためのAchenbach-Skala（CBCL[*5]；Child BehaviorChecktest[1]）、種々の"ADHD-Rating Scales"さらにCPT（Continuous Performance Test[72]）などであるが、CPTは覚醒度、注意持続力、衝動性制御を測定するために、今日までいろいろのタイプのバリエーションが使用されている。

　治療としてはまず認知-行動修正法が挙げられるが、ADHS/HKSでは自己教育トレーニングで終わり、その結果は悲観的なものであった[67]。

　別の非薬物療法は両親のトレーニングの形で展開された。その場合、常時愛情のこもった終始一貫した躾行為と社会的強化プログラムが決定的役割を演じた。家族全体観察と可能であれ

[*5] 数年前より代替的に縮刷版質問表SDQ（Strengths and Difficulties Questionnaire）が追加されている[147]。

ば教師との同調にも組み入れられた。この方法では、精神刺激剤で可能であったような中核症状に対して成果ある影響をみせなかったとしても、家族による多大なる協力、意欲があり現在もそうである。この協力はたとえば授業の失敗あるいは拒否の際に有用であろう（ここ数年間精神刺激剤の他に三環系の抗うつ薬も導入されていた）。

1980-1990年までの期間には、ADHS/HKSというテーマへの多くの矛盾した世間からの興味に言及しなければならない[9]。これは米国における最初の自助組織（たとえば1989年のCHADD＝ADDの児童）の創設と緊密に結びついている。この自助組織は児童達のための学校と保健政策においてより良い条件を得るために、その関心を外部や政治の舞台に持ち込んだ。

しかし、"人権に対する市民委員会CCHR"をもつサイエントロジー宗派（Scientology-Sekte）による世間への陰の避難にも触れないわけにはいかない。この攻撃は個々の臨床像や学者並びに全体として、ますます増大する精神刺激剤や別の向精神薬の児童への使用に向けられていた。これらの薬物の使用の結果において、いわゆる薬物乱用やその他の疾病が予想されるというのである。彼らは"障害"（ADHS）の伝説"Mythos"を治療のための"悪魔の道具"、すなわちRitalin®の使い過ぎや間違った処方について訴えていた。この障害は単に金稼ぎのための向精神薬の製薬会社と米国精神医学会のねつ造にしか過ぎないという。

"団結を乱すための錠剤"というスローガンが知れ渡っていた。CCHRはまた後々長引くことになった訴訟手続きを恐れることもなかったが、しかしCCHRは訴訟には勝てなかった。それでもなお、これらの市民運動はRitalin®に対する世論や当事者の姿勢が非常に批判的に展開したことで、いくつかの薬物治療が中断される、あるいは当初から開始されなかった[9]。そのうち、こうした動きは両親の会や学者の実情に即したたゆまぬ運動継続によって、ほぼ弱体化している。

1980年代末における事態の状況　Stand der Dinge am Ende der 1980er Jahre

1980年代の終わりに、多くの医師はADHSについて慢性の経過をたどり、強い生物学的あるいはかなりの病前素因を示し、かつ多くの児童においてはその学業や社会的発達に相当ネガティブな影響を持つ発達障害とみていた。しかし重篤度、共存障害の存在、児童への影響は環境、特に家族性の要因によって強く影響を受けているとみられた。この10年間の終わりには、この障害における注意力欠陥の中心的役割に関する疑問が増大していた。一方、ADHSの中核的問題として動機的要因として考えられるもの、あるいは増強のメカニズムに対してより強い関心が向いてきた。これには、効果的治療には長きにわたってともに協力してきた多くの職業グループや多様な方法、それにADHSの長期予後を改善するために、場合によっては定期的に新たな介入が必要であるのではないかという理由から出発した。環境因子が障害の成因に関与しているという評価について、その重要性を失ったことは障害の遺伝性へのエビデンスの増加や障害の神経解剖学的局在の可能性のエビデンスも明らかになってきたからである。それでも

なお、家族・環境要因が子どもへの影響の様相と関係していていることについて、別の示唆が発見された。治療法の進歩は、児童の怒りのコントロールや彼らの社会的スキルに加え、両親の障害や家庭内の機能障害へと拡大していった。さらに三環系抗うつ薬の有効性が示され、ADHSの児童を治療するために症候性介入の為の知識が広がっていった。

　これらの学問かつ専門的な非常な進歩にもかかわらず、この障害の治療として薬物の導入のますすの増大によって、広い住民層は過敏となり不安になってきた。幸いにもRitalin®についての論争と同時に、自助グループや政治活動団体の爆発的な成長に至った。この二つのグループは、ADHSの児童の躾教育や治療に一つの政治的演壇を作る望みを抱かせた。これらのグループは広い住民層がADHSとその治療について、当を得た説明を受けるという期待を抱かせた。おそらく多動性で障害となる児童の行動様式は、生物学的に根拠のある無能力から生ずるのであろうし、この行動様式は確かに社会環境により増減し得るが、しかし、単純に悪い躾教育の所為にはすることは許されないことを、やがて世間は理解するであろう。

広い前線での改革　Neuerungen auf breiter Front

　一方では、1990年から2005年までADHSに関する臨床と研究のすべての側面において、1980年代にすでに際立っていた傾向が拡大してきた。同時にADHS（特に成因に関して）に関する神経生物学的治験は膨大なものとなり、さらなる構想の発展へと事実上貢献した。それ以上に、個別的な治療行為の価値がＭＴＡ研究[125]を通じて明らかとなった。非精神刺激剤であるAtomoxetinだけでなく、長時間作用MPH製剤が市場に登場し、治療ガイドラインが明確に把握され、さらに治療アルゴリズムが提案された。また就学前児童もしくは成人におけるADHSもテーマとなった。

　近年の学術的展開はBrown[30]、Sandberg[157]の著書や、Rothenbergerら[149]の補遺[149]において最大限に反映されている。現在の状況についてはドイツ人語圏のために、一つはADHSについてのドイツ医師会のテキスト（ドイツ医師会誌のインターネットサイトを参照、2005）並びに、Steinhausenら[182]の著書に見出すことができる。

　ADHSを巡る公開論争はさらに続けられ、2001/2002に欧州とドイツレベルにおいて論争が不名誉な頂点に達した。しかしこれは幸いなことに理性と現実性に導かれた転帰を取り、2002年ドイツでは政治による専門的同意書[214, 215]ならびにドイツADHSネットワークセンターの設立へと至った。これには多くの（複数の）分野による患者の世話、扶養が優先的に考慮されていた[31, 144]。

　欧州における臨床医指針が完成し[194]、各国の指針に合わせて調整された結果、欧州内での整合性が進捗した。ただ依然としてICD-10とDSM-IVとの間に診断の違いはあった。このことは、疫学的のみならず実験的研究においても注目され、そして再びADHSはもし一定の症状集合体であれば、明確に確定し得る分離線を有する一つの障害カテゴリーとして概念化し得るのかど

うか。あるいは、むしろ国民の間に途切れることなく分布しており、極端な領域において初めて障害像として認められるような多くのバリエーションを持った複雑な標識、もしくは三つの共通の次元として概念化されるのかどうか、誰が恒常的に評価を行うのか（たとえば両親、教師）などの疑問が突然浮上してきた。最近では、後者のヴァリアントが好まれている。そこから理解できることは、罹患率に非常に異なる結果が出て、ADHSの批判者に対して別の証拠を提供したことである。また5歳から15歳までの児童に対して、まず得られた診断基準が就学前児童、青少年、成人に転用できるかどうかという疑義が声高になってきた。これはまだ結論が出ていない論議である。対してのちに、少女がADHSカテゴリーの基準を満たしていて、ティーンエージャーの社会的適応は、少年に比べより良いようにみえていても、その行動は少年の場合と非常に似通っていることが認められている[79]。性差の影響に関する問題と並んで、ADHSの異文化間の側面の研究が差し当たって求められた。なぜなら、懐疑的な人はこの問題は西洋文明とは異なった文明にもみられるとは認めたくないが、しかしADHSは少なくともすべての民族の1-2％で存在し、すなわち世界中あらゆる文化にみられるのである。しかしながら、強い生物学的背景（たとえばADHS）を有する障害においてさえ、文化の影響が、患児、その家族、彼らの属する社会はいかに、彼らの行動異常を経験し、評価しかつそれに対して反応するかに著しく寄与しているかが明らかになった[117]。

　他方では、"客観的な"診断に用いる検査法への模索が続いたが、この検査法は議論の余地のある主観的な行動評価を無用なものとすることが出来るのではないかと考えられたが、これまで成果はなかった。一つにはADHSの児童は中核症状の内部と特にその外部とでは非常に異なっており、一方では検査室でのテストにおいて明確な形で一定の生活上の要請（たとえば学校、社会グループ）と極めて関係する行動様式を診断に反映させるための生態学的有効性を示さない。これに属するのは、より大きな注目を集めた注意力の問題の異質性である。共存する障害（たとえば社会行動の障害、読み書きの障害、ティック、情動障害[7,30,65]）による異質性と全く同じであるし、この場合発達性協調障害、特にADHSの運動次元との関係において学問的には再びその臨床部分に属する価値を得ている[7,30,65]）。

　神経生物学的研究の新たな手法の可能性（脳電気活動の発生源分析、MRI、他のイメージング法、遺伝子解析、動物モデル）は家族研究、養子研究、双子研究からさらに知識を広げており、ADHSの病因論/成因論を新たな光の下に照らしだした。最も重要なのは、中核症状は遺伝的要素を強く示すことである（双子研究において行動偏倚のおよそ80％が解明されている）。他方、しばしばADHS患者にみられる個々の遺伝子（たとえばDAT1-10、DRD4-7）は行動偏倚のそれぞれ3-4％を説明しているにすぎないことが明らかになった。

　最近数年間、研究者はADHSの神経科学的背景、特にADHSの遺伝子から症状学へ至る道をさらに拓き、すなわち発生過程もしくはそこに至る研究の軌跡を記述し始めた（文献5,36；発達の科学特別号8（2005）；生物学的精神医学57（2005））。そこで彼らを迎えたのは、神経生物学的研究が遺伝子から症状へ向かう道程で、重要であるかもしれない相関物を見出した（た

とえば前頭葉、基底核、小脳の容量低下、知覚運動皮質の機能の異常、偏った見当識反応、中枢神経による自己調節や集中力の欠如による情報処理の問題。結果として脳機能の実行の神経心理学的欠陥[*6]、神経心理学的、並びに行動の易変性の欠陥がみられる）。課題が素早く変化し、即座のフィードバックを伴った刺激系列を示すならば、行動の易変性は最小であろう（たとえばコンピューターゲーム）。一部の学者は、遺伝効果は特に小脳におよび、それにより少なくとも部分的だが、成人においてもなおみられる脳の発達が、構造的にも機能的にも偏倚している神経伝達システムに調節障害が起こると仮定しており、たとえ時間の経過とともに多くの代償過程が修正へと導いたといえるとしても、その場合薬物投与の影響はいまだ詳細には解明されないままである[19, 35, 123, 145]。そのような研究には途方もない努力と資金援助が必要であるため、1990年代の終わりにEunethydis（European Network on Hyperkinetic Disorder；多動障害）についての欧州ネットワークが設立された。ADHSの原因となる有力な候補を探索する際、たとえばADHSに対する神経生物学的報酬システムの意味のように、動物モデルから多くのことを学んでいる[172]。

精神刺激剤が投与される限り、調節障害を起こしている脳内システムを改善する－まずはシナプス間隙でのドパミン上昇を通じて－という事実もまた、ADHSについての当時の神経生物学的な考えと一致している。このことはまた青色-黄色軸に沿ったADHSの児童の知覚障害も含んでおり、知覚障害は明らかに同じように"ドパミン機能障害"に起因している[8]。このことから、ADHSでは色彩刺激によるいくつかの神経心理学的成果を考慮しなければならない。

こうしてADHSの発症に際して、遺伝要因と非遺伝要因が一体どのようにして共に作用するのだろうかという疑問が提起された。これについては、最近数年間に最初の具体的回答（たとえば独立した危険要因としての妊娠中のニコチン、この要因の危険諸因子との関係が特に決定的であるようである）がみられる。これらの結果から、こういった相互作用が次の10年間になお明確に、かつ包括的記述され得るであろうし、場合によってはADHS/HKSの発症への進行経路の発見にとっても役に立つことが期待される。確かに脳の発達への精神社会的寄与に関する問題もこの部類に属する（たとえば結びつき行動、ストレス、環境はく奪；文献157を参照）。

こうして、この15年間の臨床経験や学術研究がADHS/HKSのより良い理解に多大なる貢献をし、新しい治療可能性を開いた（ここに特別にMPH-メチルフェニデートの長時間薬効製剤が、コンプライアンスの著しい改善とより静穏な日常生活をもたらすといっておこう）。ここで精神刺激剤による治療が含まれていた治療的介入が、常に最良の結果をもたらしたことが明らかになった（文献92；ADORE-研究、私信）。なおかつ我々の神経生物学的構想に基づいて、薬物（たとえばAtomoxetin）および非薬物性（たとえば神経のフィードバック[77]）であれ、新たな治療選択肢を求めることに意義がある。相当数の患児が成人してもなおADHSによる諸

[*6] このことからBarkleyはあるADHSのすべての標識を抑制力の欠如によって説明するために中枢神経"抑制モデル"を描きだす試みを行っていた[10]。しかしそのうちに、そのような欠陥ではADHSの部分的側面だけが説明され、つまり障害特異的なものではないことが明らかになった[2,7]。

第2章　ADHS-学問的概念の歴史的展開の概要

問題を示すことが認められてから、前述のことは成人分野についてもいえる[102, 137, 196]。

今後の展望　Ausblick

　将来の研究のために、とりわけ重要なこととして、一つ目に遺伝-環境相互作用、つまり原因と病態生理学を深く掘り下げる神経生物学的解明が挙げられる（これは病態発生の過程の道標/内因表現型の発見と緊密に関係している）。特に就学前児童と成人における状況は注意すべきである。その際、資源の集約と共同作業や質の確保のために学際的なADHSネットワーク作りが早急の課題である。質の確保にはもちろん専門家の研究や研修のための専門科目の改善ならびに世論からの現状の情報もその部類に属する[149]。その見通しは悪くなく、すなわち百年以上にもわたるADHS/HKSの研究史により、種々さまざまな領域により影響を受けたことによる進歩が認められる。このことは驚くにあたらず、このテーマは医学、心理学、教育学、社会学、政治学などの交差点に位置するからである。したがって、種々異なった考察方法があらかじめ予見出来るが、この論争議論は参加者の誰もが良き意志を持つならば、問題の現実性を通して実りのあるものとなり、特に患者の幸せのために役立ち得るであろう。ADHSの概念が、ますます納得のいくものとなり、おそらくさらにより分化したものに定式化されるためには、医学-心理学的で経験を志向しエビデンスに基づいた研究が、ここでは事態の絶えざる改善のために特別な責任を担うことになる。

文献

1) Achenbach TM, Edelbrock CS (1986) Manual for the Child Behavior Checklist and revised Child Behavior Profile. University of Vermont, Department of Psychiatry, Burlington, VT
2) Albrecht B, Banaschewski T, Brandeis D, Heinrich H, Rothenberger A (2005) Response inhibition deficits in externalizing child psychiatric disorders: An ERP-study with the Stop-task. Behavioral and brain functions (in press)
3) American Psychiatric Association (1980) Diagnostic and statistical manual of mental disorders, 3rd edn. American Psychiatric Association, Washington, DC
4) American Psychiatric Association (1987) Diagnostic and Statistical Manual of Mental Disorders, 3rd edn, rev. American Psychiatric Association, Washington, DC
5) Asherson P, IMAGE Consortium (2004) Attention deficit hyperactivity disorder in the post-genomic era. Eur Child Adolesc Psychiatry 13 (Suppl 1):50-70
6) Badalyan LO, Zhurba LT, Mastyukova EM (1978) Minimalnaya mozgovaya disfunktsiya u detei: Nevrologichesky aspekt. Zh Nevropatol i Psikhiatr 78:1441-1446
7) Banaschewski T, Roessner V, Dittmann RW, Santosh PJ, Rothenberger A (2004) Non-stimulant medications in the treatment of ADHD. Eur Child Adolesc Psychiatry 13 (Suppl 1):102-116
8) Banaschewski T, Ruppert S, Tannock R et al (2005) Colour perception in ADHD. J Child Psychol Psychiatry (in press)
9) Barkley R (1990) Attention deficit hyperactivity disorders. Guilford, New York 10. Barkley R (1997) Behavioral inhibition, sustained attention and executive functions: constructing a unifying theory of ADHD. Psychol Bull 121:65-94
11) Barkley R, Cook EH, Dulcan M et al (2002) International Consensus statement of ADHD. Eur Child Adolesc Psychiatry 11:96-98
12) Bassoe P (1922) Diagnosis of encephalitis. JAMA 79:223-225
13) Bender L (1943) Postencephalitic behavior disorders in children. In: Neal JB (ed) Encephalitis: a clinical study. Grune & Stratton, New York, pp 361-385

14) Bettelheim B (1973) Bringing up children. Ladies Home Journal 90:28
15) Birch HG (1964) Brain damage in children. The biological and social aspects. Williams & Wilkins, Baltimore
16) Blau A (1936) Mental changes following head trauma in children. Arch Neurol Psychiatry 35:722-769
17) Blech J (2004) Die Krankheitserfinder. Fischer, Stuttgart
18) Block GH (1977) Hyperactivity: a cultural perspective. J Learn Disabil 110:236-240
19) Bock N, Quentin DJ, Hüther G, Moll GH, Rothenberger A (2005) Very early treatment with fluoxetine and reboxetine causing long lasting changes of the serotonin but not the noradrenaline transporter in the frontal cortex of rats. World J Biol Psychiatry 6:107-112
20) Boncour P, Boncour G (1905) Les anomalies mentales chez les écoliers. Etude Medicopedagogique. Alcan, Paris
21) Bond ED, Appel KE (1931) Treatment of post encephalitic children in hospital school. Am J Psychiatry 10:815-828
22) Bourneville E (1897) Le traitement médico-pédagogique des differentes formes de l'idiotie. Alcan, Paris
23) Box S (1977) Hyperactivity: the scandalous silence. New Society 42:458-460
24) Bradley C (1937) The behavior of children receiving Benzedrine. Am J Psychiatry 94:577-585
25) Bradley C (1950) Benzedrine and dexedrine in the treatment of children's behavior disorders. Pediatrics 5:24-37
26) Bradley C (1957) Characteristics and management of children with behavior problems associated with organic brain damage. Pediatr Clin North Am 4:1049-1060
27) Bradley C, Bowen M (1940) School performance of children receiving amphetamine (Benzedrine) sulfate. Am J Orthopsychiatry 10:782-788
28) Bradley C, Green R (1940) Psychometric performance of children receiving amphetamine (Benzedrine) sulfate. Am J Psychiatry 97:388-394
29) Bradley C, Bowen M (1941) Amphetamine (Benzedrine) therapy of children's behavior disorders. Am J Orthopsychiatry 11:91-103
30) Brown TE (ed) (2000) Attention-Deficit disorders and comorbidities in children, adolescents, and adults. American Psychiatric Press, Washington
31) Buitelaar J, Rothenberger A (2004) Foreword - ADHD in the political and scientific context. Eur Child AdolescPsychiatry 13 (Suppl 1):1-6
32) Byers RK, Lord EE (1943) Late effects of lead poisoning on mental development. Am J Dis Child 66:471-494
33) Cantwell DP (1975) The hyperactive child. Spectrum, New York
34) Cantwell DP (1996) Attention deficit disorder: a review of the past 10 years. J Am Acad Child Adolesc Psychiatry 35:978-987
35) Castellanos FX, Swanson J (2002) Biological underpinnings of ADHD. In: Sandberg S (ed) Hyperactivity and attention disorders of childhood, 2nd edn. Cambridge University Press, Cambridge, pp 336-366
36) Castellanos FX, Tannock R (2002) Neuroscience of attention-deficit hyperactivity disorder: the search for endophenotypes. Nat Rev Neurosci 3:617-628
37) Chess S (1960) Diagnosis and treatment of the hyperactive child. NY State J Med 60:2379-2385
38) Childers AT (1935) Hyperactivity in children having behavior disorders. Am J Orthopsychiatry 5:227-243
39) Clark LP (1926) Psychology of essential epilepsy. J Nerv Ment Dis 63:575-585
40) Clements SD (1966) Task Force One: Minimal brain dysfunction in children. National Institute of Neurological Diseases and Blindness, monograph no 3. US Department of Health Education and Welfare, Washington, DC
41) Clouston TS (1899) Stages of over-excitability, hypersensitiveness, and mental explosiveness in children and their treatment by the bromides. Scott Med Surg J 4:481-490
42) Conners CK (1969) A teacher rating scale for use in doing studies with children. Am J Psychiatry 126:884-888
43) Conners CK (1970) Symptom patterns in hyperkinetic, neurotic and normal children. Child Dev 41:667-682
44) Conrad P (1976) Identifying hyperactive children. Lexington Books, Lexington, MA
45) Cornell WS (1912) Health and medical inspection of school children. Davis, Philadelphia
46) Crichton A (1810) Untersuchung über die Natur und den Ursprung der Geisteszerrüttung, ein kurzes System der Physiologie und Pathologie des menschlichen Geistes. Bauer, Leipzig
47) Cromwell RL, Baumeister A, Hawkins WF (1963) Research in activity level. In: Ellis NR (ed) Handbook of mental deficiency. McGraw-Hill, New York, pp 632-663
48) Cruickshank WM, Bentzen FA, Ratzeburgy FH, Tannhauser MT (1961) A teaching method for brain injured and hyperactive children: a demonstration pilot study. Syracuse University Press, Syracuse, New York
49) Darwin CR (1859) On the origin of species by means of natural selection or the preservation of the favoured races in the struggles for life. Murray, London

50) Doll EA, Phelps WM, Melcher RT (1932) Mental deficiency due to birth injuries. Macmillan, New York
51) Douglas VI (1972) Stop, look and listen: the problem of sustained attention and impulse control in hyperactive and normal children. Can J Behav Sci 4:259-282
52) Dulcan M (1997) Practice parameters for the assessment and treatment of children, adolescents and adults with attention-deficit hyperactivity disorder. J Am Acad Child Adolesc Psychiatry 36 (Suppl 10):85s-121s
53) Duncan JL (2003) A brief history of methylphenidate. Oklahoma State Bureau of Narcotics and Dangerous Control. www.obn.state.ok.us.
54) Ebaugh FG (1923) Neuropsychiatric sequelae of acute epidemic encephalitis in children. Am J Dis Child 25:89-97
55) Ehrenfest H (1926) Birth injuries of the child. Gynecological and Obstetrical Monographs. Appleton, New York
56) Emminghaus H (1887) Die psychischen Störungen des Kindesalters. Faksimile-druck, Tartuer Universität, Tartu 1992. Original (1887) Tübingen, Verlag der H. Laupp'schen Buchhandlung
57) Esser G, Schmidt MH (1987) Minimale Cerebrale Dysfunktion - Leerformel oder Syndrom? Enke, Stuttgart
58) Faraone SV (2005) The scientific foundation for understanding attention-deficit/hyperactivity disorder as a valid psychiatric disorder. Eur Child Adolesc Psychiatry 14:1-10
59) Feingold B (1975) Why your child is hyperactive. Random House, New York
60) Fernier D (1876) The functions of the brain. Putnam, New York
61) Freibergs V, Douglas VI (1969) Concept learning in hyperactive and normal children. J Abnorm Psychol 74:388-395
62) Gadow KD, Loney J (1981) Psychosocial aspects of drug treatment for hyperactivity. Westview, Boulder, CO
63) Gastaut H (1950) Combined photic and metrazol activation of the brain. Electroencephalography Clin Neurophysiol 2:249-261
64) Gibbs F, Gibbs E, Spies H, Carpenter P (1964) Common types of childhood encephalitis. Arch Neurol 10:1-11
65) Gillberg C, Gillberg IC, Rasmussen P et al (2004) Co-existing disorders in ADHD - implications for diagnosis and intervention. Eur Child Adolesc Psychiatry 13 (Suppl 1):80-92
66) Gittelman M (1981) Strategic interventions for hyperactive children. Sharpe, Armonk, NY
67) Gittelman R, Abikoff H (1989) The role of psychostimulants and psychosocial treatments in hyperkinesis. In: Sagvolden T, Archer T (eds) Attention deficit disorder: Clinical and basic research. Erlbaum, Hillsdale, NJ pp 167-180
68) Glow PH, Glow RA (1979) Hyperkinetic impulse disorder: a developmental defect of motivation. Genet Psychol Monogr 100:159-231
69) Göllnitz G (1954) Die Bedeutung der frühkindlichen Hirnschädigung für die Kinderpsychiatrie. Thieme, Leipzig
70) Göllnitz G (1981) The hyperkinetic child. In: Gittelman M (ed) Strategic interventions for hyperactive children. Sharpe, Armonk, NY, pp 80-96
71) Gomez MR (1967) Minimal cerebral dysfunction (maximal neurologic confusion). Clin Pediatr (Philadelphia) 10:589-591
72) Gordon M (1983) The Gordon Diagnostic System. Clinical Diagnostic Systems, Boulder, CO
73) Graham FK, Caldwell BM, Ernhart CB, Pennoyer MM, Hartmann AF, Sr (1957) Anoxia as a significant perinatal experience: a critique. J Pediatr 50:556-569
74) Gross MD (1995) Origin of stimulant use for treatment of attention deficit disorder. Am J Psychiatry 152:298-299
75) Hastings JE, Barkley RA (1978) A review of psychophysiological research with hyperactive children. J Abnorm Child Psychol 7:413-447
76) Healy W (1915) The individual delinquent. Little Brown, Boston
77) Heinrich H, Gevensleben G, Freisleder FJ, Moll GH, Rothenberger A (2004) Training for slow cortical potentials in ADHD children: evidence from positive behavioral and neurophysiological effects. Biol Psychiatry 7:772-775
78) Henderson LJ (1913) The fitness of the environment. Macmillan, New York
79) Heptinstall E, Taylor E (2002) Sex differences and their significance. In: Sandberg S (ed) Hyperactivity and attention disorders of childhood. Cambridge University Press, Cambridge, pp 99-125
80) Herbert M (1964) The concept and testing of brain damage in children - a review. J Child Psychol Psychiatry 5:197-217
81) Heuyer G (1914) Enfants anormaux et delinquants juveniles. Thèse de médecin, Paris
82) Himpel S, Banaschewski T, Heise CH, Rothenberger A (2005) The safety of nonstimulant agents for the treatment of attention-deficit hyperactivity disorder. Expert Opin Drug Saf 4:311-321
83) Hoff H (1956) Lehrbuch der Psychiatrie, Bd 2. Schwabe, Basel
84) Hoffmann H (1845) Der Struwwelpeter. Literarische Anstalt, Frankfurt am Main
85) Hohman LB (1922) Post encephalitic behavior disorders in children. Johns Hopkins Hosp Bull 33:372-375
86) Ingalls TH, Gordon JE (1947) Epidemiologic implications of developmental arrests. Ame J Med Sci 241:322-328

87) Ingram TTS (1956) A characteristic form of overactive behaviour in brain-damaged children. J Ment Sci 102:550-558
88) Ireland WE (1877) On idiocy and imbecility. Churchill, London
89) Isaev DN, Kagan VS (1978) Sostoyanie giperaktivnosti u detei: Klinika, terapiya, reabilitatsiya. Zh Nevropatol i Psikhiatr 78:1544-1549
90) Isaev DN, Kagan VE (1981) A system of treatment and rehabilitation of hyperactive children. In: Gittelman M (ed) Strategic interventions for hyperactive children. Sharpe, Armonk, NY, pp 97-111
91) James W (1890) The principles of psychology. Holt, New York
92) Jensen PS, MTA Group (2002) Treatments: the case of the MTA study. In: Sandberg S (ed) Hyperactivity and attention disorders of childhood, 2nd edn. Cambridge University Press, Cambridge, pp 435-467
93) Johnson RC, Medinnus GR (1969) Child psychology: behavior and development, 2nd edn. Wiley, New York
94) Johnson DJ, Mykleburst HR (1967) Learning disabilities. Grune & Stratton, New York (dtsch 1976, Hippokrates, Stuttgart)
95) Kahn E, Cohen LH (1934) Organic drivenness. A brain stem syndrome and an experience with case reports. New Engl J Med 210:748-756
96) Kanner L (1957) Child psychiatry, 3rd edn. Thomas, Springfield, IL
97) Kavale K (1982) The efficacy of stimulant drug treatment for hyperactivity: a meta-analysis. J Learn Disabil 15:280-289
98) Knobloch H, Pasamanick B (1966) Prospective studies on the epidemiology of reproductive casualty. Methods, findings, and some implications. Merrill Palmer Q 12:27-43
99) Knobloch H, Ride, R, Harper P, Pasamanick B (1956) Neuropsychiatric sequelae of prematurity: a longitudinal study. JAMA 161:581-585
100) Kovalev VV (1979) Psikhiariya Detskogo Vozrasta (Psychiatry of Childhood). Medicina, Moscow, pp 41-43
101) Kramer F, Pollnow H (1932) Über eine hyperkinetische Erkrankung im Kindesalter. Monatsschr Psychiatr Neurol 82:1-40
102) Krause J, Krause KH (2004) ADHS im Erwachsenenalter. Schattauer, Stuttgart
103) Laehr H (1975) Über den Einfluß der Schule auf die Verhinderung von Geistes- störungen. Allgem Z Psychiatr 32:216
104) Laufer M (1975) In Osier's day it was syphilis. In: Anthony EJ (ed) Explorations in child psychiatry. Plenum Press, New York, pp 105-124
105) Laufer M, Denhoff E (1957) Hyperkinetic behavior syndrome in children. J Pediatr 50:463-474
106) Laufer M, Denhoff E, Solomons G (1957) Hyperkinetic impulse disorder in children's behavior problems. Psychosom Med 19:38-49
107) Lehtinen LE (1955) Preliminary conclusions affecting education of brain-injured children. In: Strauss AA, Kephart NC (eds) Psychopathology and education of the brain-injured child. Progress in theory and clinic. Grune & Stratton, New York, pp 165-191
108) Lemke R (1953) Das enthemmte Kind mit choreiformer Symptomatik. Psychiatr, Neurol Med Psychol (Leipz) 5:290-294
109) Lempp R (1970) Frühkindliche Hirnschädigung und Neurose, 2. Aufl. Huber, Bern Stuttgart
110) Lempp R (1994) Organische Psychosyndrome: In: Eggers C, Lempp R, Nissen G, Strunk P (Hrsg) Kinder- und Jugendpsychiatrie, 7. Aufl. Springer, Berlin Heidelberg, S 409-477
111) Levin PM (1938) Restlessness in children. Arch Neurol Psychiatry 39:764-770
112) Lilienfeld AM, Pasamanick B, Rogers M (1955) Relationship between pregnancy experience and the development of certain neuropsychiatric disorders in childhood. Am J Public Health 45:637-643
113) Loney J, Langhorne JE, Paternite CE (1978) An empirical basis for subgrouping the hyperkinetic/minimal brain syndrome. J Abnormal Psychol 87:431-441
114) Lord EE (1937) Children handicapped by cerebral palsy. Commonwealth Fund, New York
115) Lou HC, Henriksen L, Bruhn P (1984) Focal cerebral hypoperfusion in children with dysphasia and/or attention deficit disorder. Arch Neurol 41:825-829
116) Lou HC, Henriksen L, Bruhn P, Borner H, Nielsen J (1989) Striatal dysfunction in attention deficit and hyperkinetic disorder. Arch Neurol 46:48-52
117) Luk ESL, Leung PWL, Ho TP (2002) Cross-cultural/ethnic aspects of childhood hyperactivity. In: Sandberg S (ed) Hyperactivity and attention disorders in childhood, 2nd edn. Cambridge University Press, Cambridge, pp 64-98
118) MacKeith RC, Bax MCO (1963) Minimal cerebral dysfunction: papers from the International Study Group held at Oxford, September 1962. Little Club Clinics in Development Medicine no 10. Heinemann, London
119) Magoun HW (1952) An ascending reticular activating system in the brain stem. Arch Neurol Psychiatry 67:145-154
120) Mattes JA (1980) The role of frontal lobe dysfunction in childhood hyperkinesis. Compr Psychiatry 21:358-369
121) Maudsley H (1867) The physiology and pathology of the mind. Macmillan, London
122) Messinger E (1975) Ritalin and MBD: a cure in search of a disease. Health PAC Bull 12:1-17
123) Moll GH, Hause S, Rüther E, Rothenberger A, Huether G (2001) Early methylphenidate administration to young rats causing a persistent reduction in the density of striatal dopamine transporters. J Child Adolesc Psychopharmacol 11:15-24

第2章　ADHS-学問的概念の歴史的展開の概要

124) Moreau (de Tours) P (1888) La folie chez les enfants. Baillière, Paris (dtsch Übersetzung: Gilatti D (1889) Der Irrsinn im Kindesalter. Enke, Stuttgart)
125) MTA Cooperative Group (1999) A 14-month randomized clinical trial of treatment strategies for attention-deficit/hyperactivity disorder. Arch Gen Psychiatry 56:1073-1086
126) O'Malley JE, Eisenberg L (1973) The hyperkinetic syndrome. Semin Psychiatry 5:95
127) Ounsted C (1955) The hyperkinetic syndrome in epileptic children. Lancet ii: 303-311
128) Pasamanick B, Knobloch H (1961) Epidemiological studies on the complications of pregnancy and the birth process. In: Caplan A (ed) Prevention of mental disorders in children. Initial explorations. Basic Books, New York, pp 74-94
129) Pasamanick B, Knobloch H, Lilienfeld AM (1956). Socio-economic status and some precursors of neuropsychiatry disorder. Am J Orthopsychiatry 26:594-601
130) Pasamanick B, Rogers ME, Lilienfeld AM (1956) Pregnancy experience and the development of behavior disorder in children. Am J Psychiatry 112:613-618
131) Pick A (1904) Über einige bedeutsame Psycho-Neurosen des Kindesalters. Sammlung zwangsloser Abhandlungen aus dem Gebiete der Nerven- und der Geisteskrankheiten 5:1-28
132) Pond DA (1967) Behavior disorders in brain-damaged children. In: Williams D (ed) Modern trends in neurology. Butterworth, London, pp 125-134
133) Preston MT (1945) Late behavioural aspects found in cases of prenatal, natal, and postnatal anoxia. J Pediatr 16:353-366
134) Quay HC (1979) Classification. In: Quay HC, Werry JS (eds) Psychopathological disorders of childhood, 2nd edn. Wiley, New York, pp 1-42
135) Rapin I (1964) Brain damage in children. In: Brennemann J (ed) Practice of pediatrics, vol. 4. Prior, Hagerstown, MD
136) Reese HW, Lipsitt LP (1970) Experimental child psychology. Academic Press, London
137) Resnick RJ (2000) The hidden disorder: a clinician's guide to attention deficit hyperactivity disorder in adults. American Psychological Association
138) Rie HE, Rie ED (1980) Handbook of minimal brain dysfunctions: a critical review. Wiley, New York
139) Ross DM, Ross SA (1982) Hyperactivity: current issues, research and theory, 2nd edn. Wiley, New York
140) Rothenberger A (ed) (1982) Event-related potentials in children. Developments in neurology, vol 6. Elsevier, Amsterdam
141) Rothenberger A (1984) Bewegungsbezogene Veränderungen der elektrischen Hirnaktivität bei Kindern mit multiplen Tics und Gilles de la Tourette-Syndrom. Habilitationsschrift, Universität Heidelberg
142) Rothenberger A (1986) Kindheit im Mittelalter - aus der Sicht eines heutigen Kinderpsychiaters. Kinderarzt 17:589-598
143) Rothenberger A (1987) Children in medieval Europe. J Am Acad Child Adolesc Psychiatry 26:595-596 (Letter)
144) Rothenberger A, Banaschewski T (2002) Towards a better drug treatment for patients in child and adolescent psychiatry - the European approach. Eur Child Adolesc Psychiatry 11:243-246
145) Rothenberger A, Banaschewski T (2004) Hilfe für den Zappelphilipp - Hirnforscher fahnden nach den neurobiologischen Ursachen von Hyperaktivität. Gehirn und Geist Nr. 3, Spektrum der Wissenschaft, Heidelberg, S 54-61
146) Rothenberger A, Schmidt MH (2000) Die Funktionen des Frontalhirns und der Verlauf psychischer Störungen. Lang, Frankfurt am Main
147) Rothenberger A, Woerner W (eds) (2004) Strengths and Difficulties Question- naire (SDQ) - evaluations and applications. Eur Child Adolesc Psychiatry 13 (Suppl 2)
148) Rothenberger A, Woerner W, Blanz B (1987) Test-retest reliability of flash-evoked potentials in a field sample: a 5 year follow-up in schoolchildren with and without psychiatric disturbances. In: Johnson R Jr, Rohrbough JW, Parasuraman R (eds) Current trends in event-related potential research. Electroencephalogr Clin Neurophysiol Suppl 40:624-628
149) Rothenberger A, Döpfner M, Sergeant J, Steinhausen HC (eds) (2004) ADHD - beyond core symptoms. Not only a European perspective. Eur Child Adolesc Psychiatry 13 (Suppl 1)
150) Routh DK (1980) Developmental and social aspects of hyperactivity. In: Whalen CK, Henker B (eds) Hyperactive children: the social ecology of identification and treatment. Academic Press, New York, pp 55-73
151) Routh DK, Roberts RD (1972) Minimal brain dysfunction in children: failure to find evidence for a behavioral syndrome. Psychol Rep 31:307-314
152) Rowntree BS (1901) Poverty: A study of town life. Macmillan, London
153) Rutter M (1977) Brain damage syndromes in childhood: concepts and findings. J Child Psychol Psychiatry 18:1-21
154) Rutter M (1982) Syndromes attributed to 'minimal brain dysfunction' in childhood. Am J Psychiatry 139:21-33
155) Sanctis, S de (1925) Neuropsichiatria infantile. Stock, Rome

156) Sandberg ST (1981) The overinclusiveness of the diagnosis of hyperkinetic syndrome. In: Gittelman M (ed) Strategic interventions for hyperactive children. Sharpe, New York, pp 8-38
157) Sandberg S (ed) (2002) Hyperactivity and attention deficit disorders of childhood. Cambridge University Press, Cambridge
158) Sandberg ST, Rutter M, Taylor E (1978) Hyperkinetic disorder in clinic attenders. Dev Med Child Neurol 20:279-299
159) Satterfield JH (1973) EEG issues in children with minimal brain dysfunction. Semin Psychiatry 5:35-46
160) Satterfield JH, Dawson ME (1971) Electrodermal correlates of hyperactivity in children. Psychophysiology 8:191-197
161) Satterfield JH, Cantwell DP, Lesser LI, Podosin RL (1972) Physiological studies of the hyperkinetic child. Am J Psychiatry 128:1418-1424
162) Satterfield JH, Cantwell DP, Satterfield BT (1974) Pathophysiology of the hyperactive child syndrome. Arch Gen Psychiatry 31:839-844
163) Satterfield JH, Schell AM, Backs RW, Hidaka KC (1984) A cross-sectional and longitudinal study of age effects of electrophysiological measures in hyperactive and normal children. Biol Psychiatry 19:973-990
164) Satterfield JH, Schell AM, Nicholas T (1994) Preferential neural processing of attended stimuli in attention-deficit hyperactivity disorder and normal boys. Psychophysiology 31:1-10
165) Schachar RJ (1986) Hyperkinetic syndrome: historical development of the concept. In: Taylor EA (ed) The overactive child. Clinics in Developmental Medicine, no 97, Spastics International Publications. Blackwell, Oxford, pp 19-40
166) Schachar R, Rutter M, Smith A (1981) The characteristics of situationally and pervasively hyperactive children: implications for syndrome definition. J Child Psychol Psychiatry 22:375-392
167) Schachter HM, Pham B, King J, Langford S, Moher D (2001) How efficacious and safe is short-acting methylphenidate for the treatment of attention-deficithyperactivity disorder in children and adolescents? Can Med Assoc Journal 165: 1475-1488
168) Scholz F (1911) Die Charakterfehler des Kindes. Mayer, Leipzig
169) Schrag P, Divoky D (1975) The myth of the hyperactive child. Pantheon, New York
170) Seidler E (2004) Von der Unart zur Krankheit. Dtsch Arztebl 101:A239-A243
171) Sergeant J (1988) From DSM-III attentional deficit disorder to functional defects. In: Bloomingdale L, Sergeant J (eds) Attention deficit disorder: Criteria, cognition and intervention. Pergamon Press, New York, pp 183-198
172) Sergeant J (2004) EUNETHYDIS - Searching for valid aetiological candidates of attention-deficit hyperactivity disorder or hyperkinetic disorder. Eur Child Adolesc Psychiatry 13 (Suppl 1):43-49
173) Shaffer D, Greenhill L (1979) A critical note on the predictive validity of 'the hyperkinetic syndrome'. J Child Psychol Psychiatry 20:61-72
174) Shaffer D, McNamara N, Pincus J (1974) Controlled observation on patterns of activity, attention, and impulsivity in brain-damage and psychiatrically disturbed boys. Psychol Med 4:4-18
175) Smith A (1962) Ambiguities in concepts and studies of 'brain-damaged' 'organicity'. J Nerv Ment Dis 135:311-326
176) Smith GB (1926) Cerebral accidents of childhood and their relationships to mental deficiency. Welfare Mag 17:18-33
177) Spearman C (1937) Psychology down the ages, vol 1. Macmillan, London
178) Spencer T, Biederman J, Wilens T, Harding M, O'Donnell D, Griffin S (1996) Pharmacotherapy of attention-deficit hyperactivity disorder across the life cycle. J Am Acad Child Adolesc Psychiatry 35:409-432
179) Stamm JS, Kreder SV (1979) Minimal brain dysfunction: psychological and neurophysiological disorders in hyperkinetic children. In: Gazzaniga MS (ed) Neuropsychology. Plenum Press, New York, pp 119-150
180) Steinhausen HC (1993) Psychische Störungen bei Kindern und Jugendlichen, 2. Aufl. Urban & Schwarzenberg, München
181) Steinhausen HC (2002) Psychische Störungen bei Kindern und Jugendlichen, 5. Aufl. Urban & Fischer, München
182) Steinhausen HC, Rothenberger A, Döpfner M (Hrsg) (2006) Handbuch Aufmerk-samkeits-Defizit-Hyperaktivitätsstörung (ADHS). Kohlhammer, Stuttgart (in Vorbereitung)
183) Stewart MA, Pitts FN, Craig AG, Dieruf W (1966) The hyperactive child syndrome. Am J Orthopsychiatry 36:861-867
184) Still GF (1902) The Coulstonian lectures on some abnormal physical conditions in children. Lancet 1:1008-1012; 1077-1082; 1163-1168
185) Strauss AA, Kephart NC (1955) Psychopathology and education of the brain injured child, vol 2. Progress in theory and clinic. Grune & Stratton, New York
186) Strauss AA, Lehtinen LE (1947) Psychopathology and education of the brain-injured child. Grune & Stratton, New York
187) Strauss AA, Werner H (1942) Disorders of conceptual thinking in the brain-injured child. J Nerv Ment Dis 96:153-172
188) Strauss AA, Werner H (1943) Comparative psychopathology of the brain injured child and the traumatic brain injured adult. Am J Psychiatry 99:835-838

189) Strecker EA, Ebaugh FG (1924) Neuropsychiatry sequelae of cerebral trauma in children. Arch Neurol Psychiatry 12:443-453
190) Sukhareva GE (1940) Necskolko polozhenyo printsipakh psikhiatricheskoi diagnostiki. Voprossy Detskoi Psikhiatrii. Medicina, Moscow, pp 1-38
191) Swanson JM, McBurnett K, Wigal T, Pfiffner LJ, Lerner MA, Williams L et al (1993) Effect of stimulant medication on children with attention deficit disorder: A review of reviews. Except Child 60:154-162
192) Taylor E (1983) Drug response and diagnostic variation. In: Rutter M (ed) Developmental neuropsychiatry. Guilford, New York, pp 348-368
193) Taylor E, Sergeant J, Döpfner M, Gunning B, Overmeyer S, Möbius EJ, Eisert HJ (1998) Clinical guidelines for hyperkinetic disorder. Eur Child Adolesc Psychiatry 7:184-200
194) Taylor E, Döpfner M, Sergeant J et al (2004) European clinical guidelines for hyperkinetic disorder - first upgrade. Eur Child Adolesc Psychiatry 13 (Suppl 1):7-30
195) Tizard B, Hodges J (1978) The effect of early institutional rearing in the development of eight-year-old children. J Child Psychol Psychiatry 19:99-118
196) Toone B (2002) Attention deficit hyperactivity disorder in adults. In: Sandberg S (ed) Hyperactivity and attention disorders of childhood, 2nd edn. Cambridge University Press, Cambridge, pp 468-489
197) Tredgold AF (1908) Mental deficiency (Amentia). Wood, New York
198) Weatherwax J, Benoit EP (1962) Concrete and abstract thinking in organic and non-organic mentally retarded children. In: Trapp EP, Himmelstein P (eds) Readings on the exceptional child: research and theory. Appleton-Century-Crofts, New York, pp 500-508
199) Weber R (2001) Die Ritalin-Story. Dtsch Apoth Ztg 141:1091-1093
200) Weiss G, Trokenberg-Hechtman L (1993) Hyperactive children grown up, 2nd edn. Guilford, New York
201) Wender PH (1971) Minimal brain dysfunction in children. Wiley, New York
202) Wender PH, Reimherr FW, Wood DR (1980) Attention deficit disorder (minimal brain dysfunction) in adults: a replication study of diagnosis and drug treatment. Arch Gen Psychiatry 38:449-456
203) Werry JS (1968) Developmental hyperactivity. Pediatr Clin North Am 15:581-599
204) Werry JS, Sprague RC (1970) Hyperactivity. In: Costello CG (ed) Symptoms of psychopathology. Wiley, New York, pp 397-417
205) Werry JS, Weiss G, Douglas V (1964) Studies on the hyperactive child: I. Some preliminary findings. Can Psychiatr Assoc J 9:120-130
206) Whalen CK, Henker B (1980) Hyperactive children: the social ecology of identification and treatment. Academic Press, New York
207) Whalen CK, Henker B (1980) The social ecology of psychostimulant treatment: a model for conceptual and empirical analysis. In: Whalen CK, Henker B (eds) Hyperactive children: the social ecology of identification and treatment. Academic Press, New York, pp 3-54
208) Willis TJ, Lovaas I (1977) A behavioral approach to treating hyperactive children: the parent's role. In: Millichap JB (ed) Learning disabilities and related disorders. Year Book Medical, Chicago, pp 119-140
209) Wilson PH (2005) Practitioner review: Approaches to assessment and treatment of children with DCD: an evaluative review. J Child Psychol Psychiatry. Do10.111/j.1469-7610.2005.01409.x
210) Woerner W, Rothenberger A, Lahnert B (1987) Test-retest reliability of spectral parameters of the resting EEG in a field sample: a 5 year follow-up in schoolchildren with and without psychiatric disturbances. In: Johnson R Jr, Rohrbough JW, Parasuraman R (eds), Current trends in event-related potential research. Electroencephalogr Clin Neurophysiology Suppl 40:629-632
211) World Health Organization (1978) ICD-9. Classification of mental and behavioural disorders. Clinical description and diagnostic guidelines. World Health Organization, Geneva
212) World Health Organization (1992) ICD-10. Classification of mental and behavioural disorders. Clinical description and diagnostic guidelines. World Health Organization, Geneva
213) Rothenberger A (Hrsg) (1990) Brain and behavior in child psychiatry. Springer, Berlin Heidelberg
214) Döpfner M, Lehmkuhl G (2003) Eckpunkte zur Diagnose und Behandlung von ADHS - Ergebnis einer Konsensuskonferenz im Bundesministerium für Gesundheit und Soziale Sicherung. Editorial. ADHS-Report 13
215) Bundesministerium für Gesundheit und Soziale Sicherheit (2002) Einigung zur Diagnose und Behandlung der Aufmerksamkeitsdefizit-Hyperaktivitätsstörung erzielt. Pressemitteilung vom 27. 12. 2002. http://www.bmgs.bund.de/archiv/presse_bmgs

第3章
ADHSにおける将来の重点：就学前児童と臨床ネットワーク
Zukünftige Schwerpunkte bei ADHS : Vorschulkinder und klinische Netzwerke
A.Rothenberger, K.-J. Neumärker

テーマの選択　Themenauswahl

　将来遺伝学や神経科学、すなわちADHSの生物学的研究が特に重要になるとして（第2章"広い前線での改革"文献48参照）、そしてADHSの発症と経過の為により良い理解を得、さらに良い治療のための基礎を作るために、この研究はいかなる臨床的コンテキスト（脈絡）と最も良く結び付いていなければならないかということが常に問われる。青少年と成人におけるADHSと並んで特別に重要であり、内因現象型や神経生物学的発症過程の追求とADHSの児童の脳発達への薬物の影響が、大きな意味を持っている二つの別のテーマに集中すべきであろう。第一のテーマはADHSと就学期前児童における前駆期と関係しており、第二のテーマはADHS患者と付き合う際の多くの関係者の縦断的で発達と関係した専門的協調や、臨床ネットワークを通しての質の確かな介入の促進と関係している。

就学期前年齢におけるADHS　ADHS im Vorschulalter

　社会的発達が未熟な児童のまとまりがなく、不規則な行動によって両親の心配が増えている[42]。一方、治療の必要性への理解が増してきている事に対して、より幼い児童が精神刺激剤による治療を受けることにもなった[47]。就学期前児童のADHSについて、当時なお断片的であった我々の知識は、今後何年間かのうちに明らかに変容することは避けられないだろう。というのも、新しい研究によってより新しい認識が保証されるからである。少なくとも、これからの進歩、発展のための特別に成熟した三つの領域が存在する。すなわち原因-病態生理学的背景、認定と診断並びに治療である。

■原因と病態生理　Ätiologie und Pathophysioplogie

　他の児童精神障害と同様に、遺伝-環境-相互作用説の影響と発展が、今後のADHS研究の中心テーマである。確実な結論に到達するためには、かなり早期の児童発達の研究が含まれていなければならず、また妊娠期のリスク、乳児期、および就学前期の相互作用にも注目しなければならない。就学前児童のADHSの認定と診断には未だ不確定なことが多いゆえ、就学前児童の障害の範疇の生物学的な相関性は、これまで十分には研究されていない。重要な所見の多数は、ADHSの三つの中核症状と関係している。すなわち、衝動性、過活動性（多動）、そして注意障害である。

　就学前と就学期段階の間の発達過程について、いくつかの知見が得られてはいるが、我々は

第 3 章　ADHS における将来の重点：就学前児童と臨床ネットワーク

　就学前のADHSの展開のためにも、全人生を通してみられるような完璧に出来上がった慢性のADHSの展開のためにも、あらかじめ予定されているより早期からの危険因子について知らなければならない。

　未解決の問題としてあるのは、遺伝子-環境の共同作用のなかで、どの周辺要因が最も重要であり、そして妊娠から就学前に至るまでの数年間に病理過程が、いかにして展開されるのかということであろう。関心の大部分は、後天性の生物学的要因に注がれている。早産は脳血管性バランスの脆弱化に通じ、また出産時の脳虚血をまねく可能性があるが、不完全なドパミン伝達にも影響しているのかもしれない。最後にあげた不完全なドパミン伝達は、線条体での高いドパミンの利用率に表れているのかもしれず、このことは注意力欠陥のある12-14歳までの6名の児童のD2/3-受容体結合でのPET研究で確認されている。この受容体研究から得られた知見によると、反応時間の延長と変動性の上昇と関係していた[25]。これらの知見は、シナプス後領域におけるドパミンシステムが変化し、生後のごく初期において諸種の環境条件を通じて生じ、生物学的に伝えられたADHS発症の基盤となる仮説を支持するものである。同様のことはシナプス前のドパミン輸送体（DAT=Dopamintransporter）に関してもいえるかもしれない。これは青少年の場合ドパミン濃度の上昇がみられるためである。すなわち、なお解明されねばならないことは、これらの変化がADHSの遺伝子-環境の一次的原因となる欠陥であるのか、あるいはむしろ遺伝子アンバランスによる二次的代償メカニズムの結果、また若い年齢層における脳の外的障害後の結果であるのかということである[4]。一時的遺伝要因がカテコラミン（katechoraminergen）作動性小脳虫部の発達と機能に最も強い直接的影響を持っているというコンテキストで当を得ているならば、すでに若い年齢層ではこの構造の不十分な影響によって、その他の脳領域（たとえば線条体、前額脳）への過度あるいは不規則なカテコラミン作動性伝達が起こるのではないだろうか。したがってADHSの早期の脳相関と前駆体を求めるために、就学前の児童の小脳の構造と機能が研究されるべきである。

　他方、児童が妊娠前の喫煙に曝露されていて、すなわち遺伝子に影響を与える毒性が生じている時にのみ[18,44]、就学前の児童の多動（過活動）-衝動性と対立行動は、明らかにDAT-多形性（Polymorphismus）あるいはその他の遺伝的影響と関係があるだろう。就学前児童における注意力と行動への似たような否定的影響が、薬物やアルコールへの子宮内曝露の際に報告されている（たとえば文献32, 37）。これらの研究が示唆するところは、たとえこれらの児童が分娩後に適切な養育を受けられるとしても、妊娠前の神経生物学的諸変化は就学前児童の衝動性と注意力の問題に対して、なお潜在的に影響していることであろう。

　これに加えて、神経伝達物質の機能不全もまた就学前年齢における睡眠障害のような神経の発達や、その他の諸問題にも影響があり得る（たとえばいびき[15]）。乳児期に重篤な睡眠障害を持つ児童の約25％がのちにADHSと診断される。ADHSの症状を呈する5-7歳以上の児童における睡眠時ポリグラフ研究によると、REM睡眠が変化していることが確かめられており、REM睡眠は、前額脳に関して抑制的モノアミン作動性ニューロンと賦活性コリン作動性ニュー

51

ロンによって調節されている[5, 21, 30, 31]。

　たとえADHSである就学期の児童についてのデータが特別に対極化していると考えられても、これがADHSの就学期前児童では皮質運動野の抑制能力の基本的減退と関係しているかを明らかにしなければならない[27]。ADHS症状を示す就学期前児童におけるもう一つ別の重要な発達上の問題は運動が器用かどうかである[14]。ただ質的な運動上の行動側面は5-7歳までのADHSにとっては言葉以前の問題であるように思える[32]。さらにのちにADHSと診断された5-6歳児は運動のコントロール実行課題においては正確さや変化に乏しいが、しかし運動速度に関しては対照群とは違いが見られなかった[20]。

　これから得られることは、資質の協調、自己調節、準備状態などはADHSの発展の以前から障害されており、神経認知課題と同じく運動性課題（たとえば視覚運動機能、ワーキングメモリ）はADHSの早期診断の役に立ち[19, 20]、これはおそらくそういった課題解決はドパミン系と密に関係しているということである。

　非社会的環境のこうした側面は明らかに重要なことであるが、一方、早期の社会的環境の力における脳-行動関係への変化に対する影響を過小評価するべきではなかろう。この脳-行動関係は就学前児童のADHSへの優位の影響を及ぼし得る。

■認定と診断　Identifikation und Diagnose

　より新しい知見によれば、年齢の調整が行われてすぐ就学前と就学中でのADHSの間にはいくつかの同等性が存在することが分かった、これは症状の構造、障害それに基底にある病態生理学に関係していることである[3, 9, 10, 12, 24, 33, 39, 40, 43, 46]。これらの知見を基にして、就学前のADHSの疾患構造の妥当性に関して議論することができる。年長の児童に適用されている現在使われているいる診断のいくつかの表徴や閾値は、就学前児童にとって適切であるか否かはいささか別のテーマである。就学期前と就学期におけるいくつかのそれらの特徴や症状により誘発された障害の発現の意味を考慮するためには、おそらくいくつかの調整がいるのではなかろうか。この意味では就学期前の年齢でのADHSはひょっとしたら、DSM-Ⅳでは特別なケースとして扱うべきであろう[42]。

　就学期前のADHSの疾病構造と就学期におけるADHSと等価物の構造とまったく同じ重要なテーマは、障害の進行経過全体の問題、特に症状の持続性の問題である[38]。今でもって困難なのは、症状として現れる注意力のなさや調節欠如などの初期兆候を示す児童と、このことが当てはまらない児童とを区別することである。

　もし就学期前の児童の集団のなかに、持続的・非持続的な経過型が同定され得るとすれば、このことは種々の戦略の適用についての情報を我々に与えてくれるかもしれない。就学期前の非持続性ADHSのケースでは、我々はその状態を発達の間隙とみなし、そして児童の家族内の対処方法の展開を目的とする相対的に受け身による臨床接近を選択するかもしれない。持続性ADHSのケースでは我々はより集中的で多様な接近を必要とするであろう。おそらく障害の進

行経過の早期において、導入し得る薬学的介入を含めてである。

■治療　Behandlung

　就学期前のADHSにおける薬物療法および非薬物的介入の有効性と、安全性への体系的な研究は比較的少なく、したがっていくつかの鍵となるテーマに関して不確実性がみられる。精神刺激剤投与についての研究の数が限られているということは、就学前と就学中の児童における症状コントロールは同じであることといえる[13,17,28]。ところが、我々は刺激剤の中期的効果について、たとえば就学前から就学期までへの移行がうまくいっているのかどうかについて、我々はほとんど知らないことは危機的であろう。これらのテーマはPATS（PAT；Preschool ADHD Treatment Study、この研究ではむしろ－たとえば攻撃性－のように症状複合体が特殊な診断として研究され、かつ調節的活動性として評価されている）において始められている。この研究は就学前年齢における刺激剤投薬の有効性と、安全性を検証するために米国にある6カ所のセンターで実行され、同米国国立精神衛生研究所によって進められている[16]。

　文献を参照すれば、就学期前の児童での短期的副次作用が学童年齢に比べてより明確であるように思える[11]。長期にわたる副次反応のテーマにはより矛盾が大きい。思春期前のラットに刺激薬を投与すると、線条体におけるドパミンの慢性的変化が起こることが動物モデルによる研究で明らかになった[26]。就学前年齢における刺激薬による治療の短期的効果と、長期的効果についての系統的研究の差し迫った全般的必要がある。

　研究成果が限定されてはいるが、就学期前の心理社会的なアプローチは就学期児童よりも、さらに効果の高い可能性があるとの評価が存在している[2,41]。両親の教育（ET）が、この年齢群（前就学期）において適用されるならば、ADHSと関連した対立行為、行動の中核症状を減少させるために特に役立つようである。より一般的な意味で、両親への教育について得られた結果は、ADHSのような複雑な障害での以前の環境に基づいた介入の潜在的価値を明らかにしている。この両親への教育の結果は、就学前児童の行動が就学挫折と関連した諸要因（たとえば自尊心に乏しい、同年齢者との問題など）、大人の冷淡な態度、大人と児童との間の関係破たんなどを伴う前に児童が治療を受けることが出来れば、前もっての効果的介入が可能であることへの評価のきっかけとなる。この調査結果に基づいて、より良い臨床の実践の意味にて、精神社会的予備治療自体が、発達の期間中持続するより重篤なADHSの就学期前の年齢における亜型と取り組むためには、おそらく十分ではないとしても刺激薬投与前に精神社会的対処がすでに選考している前々からいわれていた[42]。

　就学期前児童の為の非薬物的介入の内容と構造は、これまでの学問的見識を基礎にするよりは、むしろ臨床経験の基礎の上で発展してきた。たとえば我々は進行初期で有効な環境諸因子の作用の減退あるいは増強によって、すでに起きている異常を変えるような因子については無知に等しい。このことはどのような可能性でもってリスクのある児童を予防的に守れるかという経験的に証明された認識が、我々には欠如していることを意味している。つまり、新しい効

果的な治療法の基礎を築くことが出来る知見である。

　認知神経科学領域からの学識も同様に、実りある研究の方向を指摘してくれるであろう。脳の可塑性に関する文献が増えてきて、練習や訓練の持つ役割がますます認知されるようになった。この練習や訓練によってADHSに関与する脳のメカニズムも、根本的に変えることが出来る[34,36]。

　その治療戦略は、基本となっている特殊な過程あるいは能力を同定することにあり、この過程あるいは能力は一人の児童において、この過程をより効果的なものにする練習でもって、直接的な介入を提供するには不十分である。

　ADHSの領域において警告を発する、情報を与える、実行するなどの個々の能力を、健康な児童とADHSのリスクを抱えた児童が一緒になってトレーニングするという提案がなされた。最初のいくつかの試みは成功を収めた[22]。これに対する対案として、報酬先延ばしの役割を強調し、より動機付けに根拠を置いたADHSモデルであれば、ADHS児童の鼓舞激励の序列を変えることを目的に出来るかもしれない。たとえば刺激遮蔽による遅延の構造改変が、動機の遅延のネガティブな意味を減退させる可能性とみなされた。一方、同時に遅れての報酬と鼓舞激励による報酬自体の為の早期の兆候の間の連携が強化される[29,38]。にもかかわらず、児童の行動トレーニングに心理療法士が集中することは、多くの治療様態プログラムのなかの一側面に過ぎなく、このプログラムは多種の部門別アプローチにまで拡大されなければならない。

ADHSのネットワーク：共同作業の重要性と質の保証
ADHS-Netzwerke : Übergreifende Zusammenarbeit und Qualitätssicherung

　ADHSの診断と治療のための国際指針では、心理教育、相談、薬物治療さらには行動療法を含む詳細な診断と多様態的治療が要求されている。欧州の国々でのそれぞれ保健システムの違いのために、ADHSの児童の診断と治療におけるこの指針の順守に関してまちまちであることが、指針の効果的適用の為の主たる阻害域となっている。

　まずはADHSの為に包括的診断と多様態治療を提供できる資格と、その専門家の不足がある。最初の治療のレベルにおいて、一人の医師のみで多種専門分科の動員なしで根本的解明を行うことなどあり得ない[45]。総合診療医あるいは小児科医は、心理学的診断や治療にはほとんど精通していない。そればかりか、問題や心理学的治療の包括的解明に必要な時間を割く余裕がない。逆に、心理学専門の人では医学的解明や治療を提供できない。とりわけ、就学前児童におけるプロとしての率直さと治療の質に対する高い要求は、多種専門分科による調整と共同作業を必要とし、それが結局この年齢グループにおける解明と治療に関して、今もなお存在する弱点をカバーしているのである[6]。したがって質の保証と種々の職業集団によるネットワークの創設により、この弱点の軽減に貢献することが出来る。地方で組織されたネットワークも、中枢化されたネットワークも患者の療育の質を改善する。中央ネットワークは診断と治療、診

第3章　ADHSにおける将来の重点：就学前児童と臨床ネットワーク

断手段、自助資源や治療資源のための指針に関して情報と資源を持ち、かつ専門家による中央ホットラインでもって地域のネットワークを援助する。地域のネットワークは治療と診断のための施設の能力と権限を利用すべきであろう。

地域のネットワークの一つの例として、80名以上の職員を抱えたADHSのためのネットワークがあり、これには青少年精神医学と小児科、児童養護施設、小児科医、小児精神科医、心理療法士、精神医学センター、学校と療育施設が含まれる。このネットワークの中央作業基盤はADHS（CATS-ADHS）の青少年のための解明と治療職員のチェックリストであり、チェックリストにはネットワークの構成員の誰もが、ADHS児童の診断と治療への仕事の関わりを記載している。このチェックリストはADHSの診断と治療のための指針に基づいて考え出され、この指針はドイツ青少年精神医学会により刊行されている[7]。ドイツの指針は、欧州[45]や米国児童精神医学アカデミーのチェックリストに類似している[8]。

ネットワークの構成員は誰でもCATS-ADHS上でそれぞれの施設の自由になる。診断や治療にあたっての特別な職員や基本的な原理についての情報を提供する。

CAT-ADHSから得られた情報を基礎にして、特定の構成員の診断と治療実績の個人的プロフィールが得られる。これらの個人的実績プロフィールはネットワークの全構成員に配布される。このプロフィールは、すべてのネットワーク構成員に対して特別な業績についての情報を与え、ADHS児童の診断と治療における調整を改善する。

結語　Schlussfolgerung

就学前のADHSに関して、遺伝子から症状と治療までの最近の大きな発展と将来への興味ある動向により強調されるのは、このテーマ（エビデンスに基づいた診断と治療に関しての現実的行動テーマと並んで）は遺伝子-環境の相互作用の背景を解明し、それにより患者をよりよく理解し、治療できるためには研究者や医師のさらなる研究参加を必要とすることである。

有効なアプローチの今後の発展は、多種の専門分科のネットワークの発展如何によっており、この多種ネットワークは診断と治療のための国際指針に従って作業しているのである。

文献

1) Asherson P, IMAGE Consortium (2004) Attention deficit hyperactivity disorder in the post-genomic era. Eur Child Adolesc Psychiatry 13 (Suppl 1):50-70
2) Bor W, Sanders MS, Markie-Dadds C (2002) The effects of the tripe P-Positive Parenting Program on preschool children with co-occurring disruptive behavior and attentional/hyperactive difficulties. J Abnorm Child Psychol 30:571-589
3) Burns GL, Walsh JA, Owen SM, et al (1997) Internal validity of attention deficit hyperactivity disorder, oppositional defiant disorder, and overt conduct disorder symptoms in young children: Implications from teacher ratings for a dimensional approach to symptom validity. J Clin Child Psychol 26:266-275
4) Castellanos FX, Swanson J (2002) Biological under-pinnings of ADHD. In: Sandberg S (ed), Hyperactivity and attention disorders of childhood, 2nd edn. Cambridge University Press, Cambridge, pp 336-366

5) Crabtree VM, Ivanenko A, O'Brien LM, Gozal D (2003) Periodic limb movement disorder of sleep in children. J Sleep Res 12:73-81
6) Döpfner M, Lehmkuhl G (2002) ADHS von der Kindheit bis zum Erwachsenenalter - Einführung in den Themenschwerpunkt. Kindheit Entwickl 11:67-72
7) Döpfner M, Lehmkuhl G (2003) Hyperkinetische Störungen (F90). In: Deutsche Gesellschaft für Kinder- und Jugendpsychiatrie und Psychotherapie et al (Hrsg) Leitlinien zur Diagnostik und Therapie von psychischen Störungen im Säuglings-, Kindes- und Jugendalter, 2. Aufl. Deutscher Ärzte Verlag, Köln, S 237-249
8) Dulcan M (1997) Practice parameters for the assessment and treatment of children, adolescents and adults with attention-deficit hyperactivity disorder. J Am Acad Child Adolesc Psychiatry 36 (Suppl 10):85s-121s
9) DuPaul G, McGoey K, EcKert T, VanBrakle J (2001) Preschool children with attention-deficit/hyperactivity disorder: Impairments in behavioral, social, and school functioning. J Am Acad Child Adolesc Psychiatry 40:508-515
10) Fantuzzo J, Grim S, Mordell M, McDermott P, Miller L, Coolahan (2001) A multivariate analysis of the revised Conners' Teacher Rating Scale with low-income, urban preschool children. J Abnorm Child Psychol 29:141-152
11) Firestone P, Musten LM, Pisterman S, Mercer J, Bennett S (1998) Short-term side effects of stimulant medication are increased in preschool children with attentiondeficit/hyperactivity disorder: A double-blind placebo-controlled study. J Child Adolesc Psychopharmacol 8:13-25
12) Gadow K, Nolan E (2002) Differences between preschool children with ODD, ADHD, and ODD & ADHD symptoms. J Child Psychol Psychiatry 43:191-201
13) Ghuman JK, Ginsburg GS, Subramaniam G, Ghuman HS, Kau ASM, Riddle MA (2001) Psychostimulants in preschool children with attention-deficit/hyperactivity disorder: Clinical evidence from a developmental disorders institution. J Am Acad Child Adolesc Psychiatry 40:516-524
14) Gillberg C, Gillberg IC, Rasmussen P et al (2004) Co-existing disorders in ADHD - implications for diagnosis and intervention. Eur Child Adolesc Psychiatry 13:I/80-I/92
15) Gottlieb DJ, Vezina RM, Chase C et al (2003) Symptoms of sleep-disordered breathing in 5-year-old children are associated with sleepiness and problem behaviors. Pediatrics 112:870-877
16) Greenhill LL, Jensen PS, Abikoff H et al (2003) Developing strategies for psychopharmacological studies in preschool children. J Am Acad Child Adolesc Psychiatry 42:406-414
17) Handen BL, Feldman HM, Lurier A, Murray PJH (1999) Efficacy of methylphenidate among preschool children with developmental disabilities and ADHD. J Am Acad Child Adolesc Psychiatry 38:805-812
18) Kahn RS, Khoury J, Nichols WC, Lanphear BP (2003) Role of dopamine transporter genotype and maternal prenatal smoking in childhood hyperactive-impulsive, inattentive, and oppositional behaviors. J Pediatr 143: 104-110
19) Kalff AC, Hendriksen JG Kroes M et al (2002) Neurocognitive performance of 5-and 6-year-old children who met criteria for attention deficit/hyperactivity disorder at 18 months follow-up: results from a prospective population study. J Abnorm Child Psychol 30:589-598
20) Kalff AC, de Sonneville LM, Hurks PP et al (2003) Low- and high-level controlled processing in executive motor control tasks in 5-6-year-old children at risk of ADHD. J Child Psychol Psychiatry 44:1049-1057
21) Kirov R, Kinkelbur J, Heipke S et al (2004) Is there a specific polysomnographic sleep pattern in children with attention deficit/hyperactivity disorder? J Sleep Res 13:87-93
22) Klingberg T, Forssberg H, Westerberg H (2002) Training of working memory in children with ADHD. J Clin Exp Neuropsychol 24:781-791
23) Kroes M, Kessels AG, Kalff AC, Fereon FJ, Vissers YL, Jolles J, Vles JS (2002) Quality of movement as predictor of ADHD: results from a prospective population study in 5- and 6-year-old children. Dev Med Child Neurol 44:753-760
24) Lahey B, Pelham W, Stein M, Loney J et al (1998) Validity of DSM-1V attentiondeficit/hyperactivity disorder for younger children. J Am Acad Child Adolesc Psychiatry 37:695-702
25) Lou HC, Rosa P, Pryds O, Karrebaek H, Lunding J, Cumming P, Gjedde A (2004) ADHD: increased dopamine receptor availability linked to attention deficit and low neonatal cerebral blood flow. Dev Med Child Neurol 46:179-183
26) Moll GH, Hause S, Ruther E, Rothenberger A, Huether G (2001) Early methylphenidate administration to young rats causes a persistent reduction in the density of striatal dopamine transporters. J Child Adolesc Psychopharmacol 11:15-24
27) Moll GH, Heinrich H, Rothenberger R (2002) Transcranial magnetic stimulation in child psychiatry - disturbed motor system excitability in hypermotoric syndromes. Dev Sci 5:381-391
28) Monteiro-Musten L, Firestone P, Pisterman S, Bennett S, Mercer J (1997) Effects of methylphenidate on preschool children with ADHD: Cognitive and behavioral functions. J Am Acad Child Adolesc Psychiatry 36:1407-1415
29) Neef NA, Lutz MN (2001) Assessment of variables affecting choice and application to classroom interventions. Sch Psychol Q 16:239-252

30) O'Brien LM, Holbrook CR, Mervis CB et al (2003) Sleep and neurobehavioral characteristics of 5- to 7-year old children with parentally reported symptoms of attention-deficit/hyperactivity disorder. Pediatrics 111:554-563
31) O'Brien LM, Ivanenko A, Crabtree VM, Holbrook CR, Bruner JL, Klaus CJ, Gozal D (2003) The effect of stimulants on sleep characteristics in children with attention deficit/hyperactivity disorder. Sleep Med 4:309-316
32) Ornoy A (2003) The impact of intrauterine exposure versus postnatal environment in neurodevelopmental toxicity: long-term neurobehavioral studies in children at risk for developmental disorders. Toxicol Lett 140-141:171-181
33) Pavuluri M, Luk S, McGee R (1999) Parent reported preschool attention deficit hyperactivity: measurement and validity. Eur Child Adolesc Psychiatry 8:126-133
34) Posner MI, Raichle ME (1994) Images of mind. Scientific American Books
35) Posner MI, Rothbart MK, Farah M, Bruer J (2001) Human brain development: Introduction to the Report to the McDonnell Foundation. Dev Sci 4/3 (Special Issue):253-384
36) Rumbaugh DM, Washburn DA (1996) Attention and memory in learning: A comparative adaptational perspective. In: Lyon GR, Krasnegor NA (eds) Attention, memory and executive function. Brookes, Baltimore
37) Slinning K (2004) Foster placed children prenatally exposed to poly-substances -attention-related problems at ages 2 and $4_{1/2}$. Eur Child Adolesc Psychiatry 13:19-27
38) Sonuga-Barke EJS (2004) Verzögerungsrestrukturierung bei der Behandlung von ADHS. In: Fitzner T, Stark W (Hrsg) Doch unzerstörbar ist mein Wesen ... Beltz, Weinheim, S 208-219
39) Sonuga-Barke EJS, Lamparelli M, Stevenson J, Thompson M, Henry A (1994) Behaviour poblems and pre-school intellectual attainment: te associations of hyperactivity and conduct problems. J Child Psychol Psychiatry 35:949-960
40) Sonuga-Barke EJS, Thompson M, Stevenson J, Viney D (1997) Patterns of behaviour problems among pre-school children. Psychol Med 27:909-918
41) Sonuga-Barke EJS, Daley D, Thompson M (2001) Parent-based therapies for preschool attention-deficit/hyperactivity disorder: a randomized, controlled trial with a community sample. J Am Acad Child Adolesc Psychiatry 40:402-408
42) Sonuga-Barke EJS, Daley D, Thompson M, Swanson J (2003) Pre-school ADHD: exploring uncertainties in diagnostic validity and utility and treatment efficacy and safety. Expert Rev Neurother 3:465-476
43) Speltz M, McClellan, DeKlyen M, Jones K (1999) Preschool boys with oppositional defiant disorder: clinical presentation and diagnostic change. J Am Acad Child Adolesc Psychiatry 38:838-845
44) Thapar A, Fowler T, Rice F et al (2003) Maternal smoking during pregnancy and attention deficit hyperactivity disorder symptoms in offspring. Am J Psychiatry 160:1985-1989
45) Taylor E, Döpfner M, Sergeant J et al (2004) European clinical guidelines for hyperkinetic disorder - first upgrade. Eur Child Adolesc Psychiatry 13 (Suppl 1): 7-30
46) Wilens TE, Biederman J, Brown S, et al (2002) Psychiatric comorbidity and functioning in clinically referred preschool children and school-age youths with ADHD. J Am Acad Child Adolesc Psychiatry 41:262-268
47) Zito JM, Safer DJ, dos Reis S, et al (2000) Trends in the prescribing of psychotropic medications to preschoolers. JAMA 283:1025-1030
48) Rothenberger A, Döpfner M, Sergeant J, Steinhausen HC (eds) (2004) ADHD - beyond core symptoms. Not only a European perspective. Eur Child Adolesc Psychiatry 13, Suppl 1

第4章
Kramer-Pollnow賞－ドイツ生物学的児童青少年精神医学研究顕彰：年代記
Kramer-Pollnow-Preis-Deutscher Forschungspreis für biologische Kinder-Jugendpsychiatrie: eine Chronologie
A.Rothenberger

名称付与　Namenfindung

　2003年春、製薬会社MEDICE社（Iserlohn）は、さまざまな病院で共同で行われる自社で製造するメチルフェニデート製剤（Medikinet®、のちにMedikinet®徐放剤も発売）に関連した広範な研究を推進するのみならず、ドイツにおける児童青少年精神医学領域の研究に対して、精力的に助成していくことを決定した。

　このことによって、注意欠陥多動性障害（ADHS、また多動性障害（HKS）とも呼ばれる）がこの分野での中心となるべきであろう。

　この計画の学問的側面は、Göttingen大学教授A. Rothenberger博士によってサポートされることとなった。科学賞というものが、それ相応の刺激を与えるには相応しいということがすぐさま意見の一致をみたが、この賞の名称をみつけなければならなかった。

　ADHSというテーマに際して、出来るだけ国家的な関係からHeinrich Hoffmannと彼の"手のつけられない子ども Zappelphilipp"に考えがおよぶのは当然のことであった。

　しかし、すでにドイツ児童青少年精神医学会を通じてのさまざまな研究業績に対する顕彰としてHeinrich Hoffmann賞（メダル）が存在し、また1985年来、児童青少年精神医学における学問的業績に対してNissen教授（Würzburg）を中心とする選考委員会により授与されるHermann-Emminghaus賞も存在していたゆえ、他の名称を探さなければならなかった。"多動児"というテーマについての古い文献を渉猟した末、Kramer-Pollnow賞という名称の選択に落ち着いた。

　この名付け親となった二人の貢献（Kramer F, Pollnow H. 1932、児童における多動性疾患について、Monatsschrift für Psychiatrie und Neurologie 82: 1-40）は、学問的に印象深いものであったし、今もそうである。したがってADHS/HKSの歴史についての報告・講演の数々における研究にはほとんど言及された事がなく、常にZappelphilippの流行りの記載や、またそれと関連したADHSの最初の症例記録の陰に隠れていたことは驚きに値する。

　その後まもなく、F. KramerとH. Pollnowにちなんだ賞の命名でもって計画全体に着手することができ、その際まずは報道用テキストと正式な公募文書が出来上がっていた。

公告（2003年8月）　Pressemitteilung（August 2003）

■ADHS研究：脳機能と行動についての新たな知見が期待されます
　ADHS-Forschung：Neue Erkenntnisse über Hirnfunktion und Verhalten erwartet
　このKramer-Pollnow賞は、生物学的児童青少年精神医学分野のドイツ学術研究賞であり、今後2

第4章　Kramer-Pollnow賞−ドイツ生物学的児童青少年精神医学研究顕彰：年代記

年ごとに、生物学的児童青少年精神医学に関する臨床研究における特別な研究業績、特に注意欠陥多動障害（ADHS）の研究に対して授与され、6,000ユーロが副賞として贈呈される。賞の創設は、製薬会社 MEDICE Pütter GmbH and Co.KG, Iserlohn社である。名付け親はベルリンのCharitéの精神神経科の有名な精神科医であったF. Kramer（1878年生）とH. Pollnow（1902年生）であり、二人はBonhoefferの時代に小児病棟の責任者であった。彼らはこの病棟にて、優先して神経精神医学的思考方法とそれに基づく臨床実践を体現させた。1932年、KramerとPollnowは、"Über eine hyperkinetische Erkrankung im Kindesalter（小児期の過活動性罹患について）"という論文を世界で初めて発表したが、これはのちに彼らの名を取って、Kramer-Pollnow症候群と呼ばれている。1921年から1931年の間に45名の小児の臨床観察に基づき、彼らは現在でもADHSの主要症状として通用している、過活動性、不注意、衝動調節の障害についてドイツ語による学問的叙述を最初に記載した。

Kramer-Pollnow賞への応募は、個人でも研究グループのどちらでも可能である。必要なのは過去3年間の2〜3部の原著論文（ドイツ語もしくは英語の公認雑誌への投稿）研究歴の記載、文献目録並びに予算外資金（外部からの資金援助）のリストアップである。応募は2003年10月1日までにGöttingen大学-Von Siebold-Str. 5,37075 Göttingen）児童青少年精神医学部門受賞委員会座長 Prof. Dr. A. Rothenbergerまで必着のこと。

この賞は今年初めて、2003年12月初旬のAachenでのドイツ児童青少年精神医学学会の"生物学的児童青少年精神医学"年次大会の折に、授与される予定である。

MEDICE社は賞の創設を決定した理由として、この10年における生物学的児童青少年精神医学が、研究においてのみならず教育と患者の治療においても、重要性が増してきていることがあり、MEDICE社はこの発展をさらに推し進める意思を示しているからである。

とりわけ、さまざまな児童青少年精神医学的障害（たとえば注意欠陥多動性障害（ADHS）、チック障害）の病態生理学的基盤がさらに解明され、また向精神薬による治療法を十分に改善することが出来ている。

この進歩にはドイツの研究者がより一層貢献している。したがって研究者達は、Kramer-Pollnow賞によって、特に生物学的児童、青少年精神医学におけるテーマ ADHSについての臨床研究をさらに前進させるための勇気付けとなるはずである。

ショートインタビューにてAribert Rothenberger教授は新しく公告された研究奨励賞の背景と目的を語った

In einem Kurzinterview erläuterte Prof. Aribert Rothenberger die Hintergründe und Viele des neu ausgeschriebenen Forschungspreises

■生物学的児童青少年精神医学—これはどう理解すればよいのでしょうか？
Biologische Kinder-Jugendpsychiatrie—was versteht man darunter？

生物学的児童青少年精神医学によって、脳機能と行動の関係についての情報が得られます。

たとえばADHSの子どもの行動をより良く理解するために、児童の脳内における生理学的に異なった過程を知らなければなりません。

■一体どこに、ADHSの病態生理学の地図に"未踏査領域"が存在しているのでしょうか？
Wo sind denn die "weißen Flecken" in der Pathologie-Karte von ADHS?

特にここで重要な言葉は、内因表現型 Endophänotypenです。ADHSの行動異常の大部分は、遺伝子的に説明される。このことは家族、里親、双生児の諸研究からわかっています。しかしながら、この遺伝的影響は遺伝子の生物学的研究をもってしても、それほど簡単には把握できません。一方では、ADHSにおいて一役を担っているかもしれない遺伝子があり、他方では障害特異的な行動異常が存在します。ところが、これまでに見つかった遺伝子的な特異性は、まだ行動のわずかな部分しか解明していません。言いかえると、すべてのグループの遺伝子は特別な共同作業下で、特別な影響によって責任を担っていなければならないのです。

しかしながら、遺伝のサンプル、つまり遺伝の素因から行動障害への道のりは遠いです。そうするうちに一定の遺伝標識においては、たとえばドパミントランスポーターのように、ADHSとの関連を見つけ出したにもかかわらず、遺伝による素質がいかにして行動に至るかということが未だにわからず、首尾一貫してその間にある進行具合を探しています。かかる時に、たとえば神経心理学、神経生理学、神経化学の方法が導入されます。こうして把握された各指標が遺伝的指標と密に関係しており、内因現象型Endophänotypの部分を形づくっています（すなわち、これはADHSの脳内の機能性現象形式であるが、ただ一定の方法でもってのみ把握可能であり、必ずしも明らかな（目につくような）ADHSの行動障害には至らないが、しかし十分に関わり得る）。これらの指標のいくつかのものはADHSの児童やその家族において、その他の家族よりはより頻度高く、もしくは変化した形でみられるようです。

■ドイツにはすでにこのテーマと取り組んでいる研究グループがありますか？
あるいはKramer-Pollnow賞は全く新しい方向への刺激となるでしょうか？
Gibt es in Deutschland bereits Arbeitsgruppen, die sich mit dieser Thematik beschäftigen? Oder wäre der Kramer-Pollnow-Preis ein Anstoß in eine völlig neue Richtung?

今や本賞の広告が、すでに新たなものを作り出すための刺激、および激励として理解されています。たとえば最近Nature Review Neuroscience（2002）に、Xavier CastellanosとRosemary TennockによるADHSにおける内因現象型のテーマについての寄稿が見られました。この論文がこれからの受賞者にとっての刺激となれば幸いです。こうすれば、作業記憶機能やそれと関係した注意能力に関する神経心理学的研究は、興味あるテーマであるかもしれません。これはまさに薬物因性の問題提起と同じことです。

第4章　Kramer-Pollnow賞－ドイツ生物学的児童青少年精神医学研究顕彰：年代記

■Kramer-Pollnow賞－なぜ今この賞でしょうか？
Der Kramer-Pollnow-Preis－warum gerade zum jetzigen Zeitpunkt？

　この5～10年の間に、ドイツでの児童青少年精神医学領域の（もちろん、国際的にも）研究業績が、質的にだけではなく量的にも著しく発展をみせました。我々には、興味深い多くの刊行物を自由に目にすることが出来るし、ドイツ児童青少年精神医学・精神療法学会の"生物学的児童青少年精神医学"の年次総会では、すでに10年以上の歴史のある立派な討論の場を提供してくれます。我々は現在のところ学問的には、"批判的な一般大衆"を手にしており、それが質的な今後の発展への新たな推進力を必要としています。すなわちこの賞は、これまで研究されてきたことへの報酬ともなっており、また、これから発展していくための奨励ともなっています。
　2002年の保健省の新しい基準によっても我々は後押しされており、その基準書にはADHSの研究の必要性が確認され、また自助グループも目にしています。

■表彰された研究業績から"一般の"児童青少年精神科開業医はいかなる利益を得られるのでしょう？
Welchen Nutzen hat der "normale" niedergelassene Kinder-und Jugend-Psychiater von der prämierten Forschungsarbeit？

　開業医は、この障害の病態生理学的な基盤をよりよく理解するようになるでしょうし、そしてもはやそれほど憶測に頼ることはありません。これは医師が患者や家族への説明や助言を与えるのに役に立ち、信用を得ることになります。将来、脳内のいかなる機能領域がどのような行動障害と相関しているのかより良く知ることが出来、こうして容易に適切な治療を見出すことになるでしょう。さらに、たとえばメチルフェニデートによる薬物治療もまたこの部類に属します。この薬物では確かに児童の脳の機能的異常を正常化することは出来なくとも、患者の行動を明らかな改善に導きます。つまり、患者が自らの資質をうまく利用することが出来るようになります。これはまた神経生物学的に示すことも出来ます。さらに神経生物学的基礎研究は薬物療法のさらなる進歩のみならず、まさに行動治療にとっても重要です。何となれば、ADHS児童の脳内で実際正確に何が起こっており、つまり脳のどの場所でもしくはどの神経ネットワークで何が起こっているのか知って、初めて行動療法によって自己コントロールの可能性がさらに改善されるからです。内因現象型と行動訓練のほかに、第三の研究の手掛かりとなるのは、ADHSを伴っている種々の障害の相互作用であろう。というのもADHS児童の80％が別の一つの障害、また児童の60％は二つの障害を抱えている。このスペクトラム（多様性）は正書法の障害、計算障害から不安、社会行動障害を経てチック障害にまでおよんでいます。一つの障害を別の障害から区別し、開業医のために学問的なものと実務的なものを、開業医が種々の障害の組み合わせをいかに適切に診断し治療できる、より良く判断できるようにまとめあげる、このことこそが生物学的児童青少年精神医学における我々の長期的目標であります。しかし、そのためには時間を要します…。

公募　Ausschreibung

　児童青少年精神医学の大学正教授への通達の他に、さまざまな医学雑誌、その他Deutsches Ärzteblatt（ドイツ医師会誌）でも公募が行われた。

Ausschreibungen

Kramer-Pollnow-Preis – Deutscher Forschungspreis für biologische Kinder- und Jugendpsychiatrie, wird für das Jahr 2003 erstmals ausgeschrieben. Er wird für wissenschaftliche Leistungen in der klinischen Forschung zur biologischen Kinder- und Jugendpsychiatrie, vor allem der Erforschung der Aufmerksamkeitsdefizit-Hyperaktivitätsstörung, vergeben und ist mit 6 000 Euro dotiert. Stifter des Preises ist die Firma MEDICE Arzneimittel Pütter GmbH & Co. KG, Iserlohn. Bewerbungen (bis zum 1. Oktober) an den Vorsitzenden des Preiskomitees, Prof. Dr. med. A. Rothenberger, Kinder- und Jugendpsychiatrie, Universität Göttingen, Von-Siebold-Straße 5, 37075 Göttingen.

公募のお知らせ

Kramer-Pollnow-Preis－ドイツの生物学的児童精神医学の研究に与えられる研究賞は2003年に初めて公募公告された。賞は生物学的児童、青少年精神医学、特に注意欠陥－多動障害についての臨床研究における研究業績に授与され、6,000ユーロが与えられる。賞の創設者は製薬会社MEDICE社（Pütter GmbH and Co.KG., Iserlohn）である。応募は（10月1日までに）Göttingen大学、Von-Siebold-Straße 5,37075 Göttingen 児童-青少年精神医学部門の賞委員会委員長Prof, med. A. Rothenberger 宛て。

図4.1　出典：ドイツ医師会雑誌, 100巻, 36刷, B 1941; Deutsches Ärzteblatt, Jg. 100, Heft 36, B 1941; 5. September 2003.

　結局、公募は2003年10月31日まで延長された。そして、2003年11月20日、賞選考委員会は、7つの質の高い応募業績から1つの受賞者を選んだ。規定通りのKramer-Pollnow賞と並んで、成人年齢におけるADHS研究の重要な領域の振興を目的として、なおもひとつの"特別賞"が決定された。

授賞式（2003年12月　於アーヘン）　Preisverleihung (Aachen 12/2003)

■挨拶（A. Rothenberger教授 ゲッティンゲン大学）

なぜ、賞の名称に二人の名前を冠したのですか？　Warum ein Preis unter diesem Namen?

　本日、私たちは、生物学的児童青少年精神医学のためのドイツ賞である2003年度Kramer-Pollnow賞を授与したいと思います[7]。生物学的児童青少年精神医学は、この10年で研究分野のみならず、教育の分野、そしてまた患者の治療の領域におきましても（精神教育の枠内にお

---

[7] 受賞者は証書と小切手の他に、芸術家H.-J. Dickmannによって特別に作成された彫刻を授与された（証書に移っている写真）。

第4章　Kramer-Pollnow賞−ドイツ生物学的児童青少年精神医学研究顕彰：年代記

ける児童青少年精神医学の障害像についての神経生物学的背景情報を考えて下さい）特に、種々の児童−青少年精神医学の障害像の病態生理学的基礎をさらに解明することが出来ました。この事は特にADHS/HKSについて言えます。また向精神薬による治療の改善はこの関係において見て取れます。

　この発展にはドイツ語圏の学者がますます貢献をしております。したがって、彼らは臨床研究と生物学的児童、青少年精神医学内での関連基礎研究をさらに先に進めるべく勇気づけられる事になります。そのためには、ADHS/HKSに関して重点を置く事が良いといえます。というのは数々の呼称の背後にある臨床上の基本的な考えは、ほぼ100年を経て発展して来ており、それと共に児童、青少年精神医学の研究史が随伴しており、これは他の障害像には見られないことです。

　ドイツ語圏においては、残って行くもの、もしくは道標となるものを示しているこの三つの名称が以下の事と緊密に結びついています。

・1846年のHeinrich HoffmannとFrankfurtの落ち着きなくじっとしていない子ども Zappelphilippは有名であり、DGKJPP（ドイツ児童青少年精神治療学・精神療法学会）が理由なく、Heinrich Hoffmannメダルを授与するわけはありません。
・1950年頃、スイスの製薬会社のPanizzonは、今日でもなお重要な薬物であるメチルフェニデートを開発しました。
・BerlinのKramerとPollnowは、1932年最初に世界に向けて（ドイツ語で！）"児童期における過活動性疾患について Über eine hzperkinetische Erkrankung im Kidesalter"（Monatsschrift für Psychiatrie und Neurologie 82: 1-40）を刊行した。

　1912年、Karl Bonhoeffer教授が、Theodor Ziehen教授の後継者としてベルリンのCharitéの精神神経科への招聘（1927）に応じてから後に、医学−哲学博士 Hans Pollnow（1902-1943）が精神科に入局した。Franz Kramer（1878-1967）が同じ所で"児童患者とその観察病棟"の上級医としての指導と責任を引き受けた。二人の医師は当科で支配的な神経精神医学的思考方法と臨床実践方法を実現させた。前述の彼らの仕事がこのことを最も良く反映している。

　KramerとPollnowは、彼らが1921年から1931年まで集めていた45名の就学前の児童と基礎学校児童における観察を精神科で紹介した。症例記載（15名の児童における縦断的観察）で、二人の学者は今日でもなお通用するADHS/HKSの中核−指針となる症状、つまり過活動、不注意、衝動制御障害を中心に据えた。

　KramerとPollnowは、彼らの得た所見を批判的に評価した後に、以下の結論に達した（39/40を参照）。

　　"あらゆる熟慮の末、我々にとっては…これが慢性−炎症性の疾患過程であること…（あるいは）種々の脳器質性過程に対する幼児期反応様式であると考えられる…症状論の単一性

と経過の数々の共通の特徴がむしろ、これが病因的にまとまった疾患であるという推定が差し迫ってくる"。

これをもって、いわゆるKramer-Pollnow症候群が誕生した。
（註：当時のKramerとPollnowが、今日の我々と全く同じように、社会行動、攻撃性、言語発達障害、てんかん、気分不安定、強迫性、学習障害、入眠障害のように十分関連のある問題と関わっていたとしてでもである。）

1932年の時と全く同様に、今日でもなお患者の幸せのためのさらに研究の展開に対する希望は明白であろう。ここで、生物学的児童青少年精神医学の年次大会に置いてこの10年間の歴史を見れば、我々は良い方向を向いていることが分かった。学問的に質と量に関して、質的先進研究の新たな推進力を必要とするような"批判的一般大衆"を得た。すなわち、2003年度のKramer-Pollnow賞は、これまで研究され、そこから革新的にさらに続行する勇気付けとなった事の為の報酬としてでもある。

この見解はまた保健省の"重点問題書"によっても強化され、書類の中で明確にADHSにおける今後将来の研究の必要性が確認されており、これはまた当該者自身（たとえば自助組織）にでも読まれている。生物学的研究はまた開業医の役にも立っている。開業医はこの障害の病態生理学的背景をよりよく理解し、もはや彼らは憶測などに頼ることは無いであろう。この事が患者や家族への説明や助言の役に立っている。そうして信用が得られ、これが多様な治療のためのより良き基本となるのである。

こうして、このKramer-Pollnow賞が2003年において生物学的児童 – 青少年精神医学での奨励・刺激になるのみならず、さらに2年毎にそうであることを私は希望し、期待します。いずれにせよ、このように予定されており、新たな励みを得、期待を心強くするチャンスを我々に与えてくれます。

賛辞　Laudationes

賞選考委員会より、賛辞が作成され、ドイツ児童青少年精神医学会・理事長・Heidelberg大学教授・Resch博士より賛辞が発表された。

本日3名の方が、顕彰を受けられる事はことのほか喜ばしい限りです。ドイツにおけるADHS分野で行われた、卓越した研究を反映しているものです。

■Banaschewski氏とBrandeis氏　Banaschewski und Brandeis
受賞に値する業績
●Banaschewski et al. 2004: Questioning inhibitory control as a specific deficit of ADHD-

第4章　Kramer-Pollnow賞−ドイツ生物学的児童青少年精神医学研究顕彰：年代記

evidence from brain electrical activity.（ADHDの特異的欠陥としての抑制コントロールの研究−脳電気活動から見たエビデンス）J Neural Transmission 111: 841-864.（2003年の受賞時には印刷中であった）
● Banaschewski et al. 2003: Association of ADHD and conduct disorder-brain electrical evidence for the existence of a distinct subtype. ADHDと行為障害の組み合わせ−別の亜型の存在の脳電気的エビデンス）J Child Psychol Pschiat 44: 356-376.
● Brandeis et al. 2002: Multicenter P300 brain mapping of impaired attention to cues in hyperkinetic children.（過活動児童の手掛かりとなる注意力障害の多施設のP300脳地図）J Am Acad Child Adolesc Psychiatry 41: 990-998.

　KramerとPollnowが1932年に、不注意、過活動、衝動性の症状を示していた過活動障害を持った45名の児童について報告した時、我々が多動障害もしくはADHS-混合型と呼んでいる障害像の神経精神医学的研究における鍵となる役割が二人の論文発表に帰属する（行き着く）ことになろうとは気が付いていなかった。したがって、この賞が今日、脳機能と児童精神医学的障害の間にある関係を定義するものであり、この伝統を継続するこの二人の研究者に与えられるに相応しいと言って余りあろう。

　Kramer-Pollnow賞選考委員会は、2003年度の受賞者について、満場一致で以下の研究者
・Tobias Banaschewski博士（Göttingen大学・小児児童精神科）
・Daniel Brandeis博士（Zürich大学・小児児童精神科）
に対し、過活動性障害・ADHS-混合タイプを持った児童の認知的精神生理学についての優れた研究に対して授与する決定を下した。
　賞選考委員会は、彼らの卓越した学問的基礎ゆえにDr. BanaschewskiとDr.Brandeisを選出した。彼らは神経心理学と電気生理学を、臨床診断学と統計的分析の高度な基準でもって関係付けた。その予備研究において、148例の過活動児童を57例の健常児童と比較した、つまり大規模な無作為抽出試験を行ったのである。その結果、この研究はかなりの統計的説得力を持っている。この研究が彼らの学問的に優れるだけでなく、臨床的価値を持つのは、過活動性児童の持つ独自性が健康な児童だけに限らず、二番目の研究にて、敵意ある反抗的態度や社会行動の障害を持つ児童の独自性とも比較対比された、という事実である。これは、現在の精神医学的な分類の有効性の理解にとって、極めて重要なものである。
　事象関連電位（ERP）の児童精神医学の研究における導入は、目新しいことではない。しかし、脳の電気的活動の微小状態解析とERPの関係、ならびにこのERPを神経心理学的機能とに関連付けすることが好例となろう。特に興味あるのは、過活動児童における目的刺激処理準備中における脳の電気的活動減少の直接の確認、つまり認知エネルギーモデルの決定的検証であろう。
　知る限りでは、敵意ある反抗的行動や社会的行動障害を持った児童、あるいは共存障害を

持った児童と比較して、多動群ではこういった側面が特異的に示された最初の研究である。この事は中心後頭葉のおそらくノルアドレナリン作動性ネットワークにおける欠陥がもっともな対案、あるいは前頭葉の支配的仮説に対する補強であることを示唆している。加えて、抑制的と反応を監視するN200の間には何ら相互作用は無かったという所見は、抑制の欠陥のみがADHS－混合型を説明できることはあり得ないこととなる。これは、Barkley（1997）により提案されたように、仮説モデルに明らかな理論的影響を持った障害のありようの理解にとっては重要な知見の一つであろう。

　2003年のKramer-Pollnow賞選考委員会に応募された研究には、優秀な臨床的研究のすべての特性が含まれている。綿密で徹底的な臨床診断、優れた研究手法、神経心理学的・精神生理学的な正確な分析、そしてADHSの理論的な重要モデルに、その結果が深く埋め込まれている。

　委員会側はまた、この研究に参加したセンターに賛辞を送り、また我々はその他の多施設研究も奨励したい。というのも共同作業によってのみ、必要な数の児童を診察し、診断の特異性を確定すれば、共存疾患のについての疑問が説明されるからである。委員会はBrandeisとBanaschewskiこの点で模範と評価し、彼らのすぐれた研究業績に対して祝福を贈っている。

2003年度Kramer-Pollnow賞選考委員会　2003年12月4日　アーヘンにて
・Richard Ammer博士（MEDICE社、Iserlohn）
・Jan Buitelaar博士（Nijmegen大学教授）
・Aribert Rothenberger博士（Göttingen大学教授）
・Joseph Sergeant博士（Amsterdam大学教授）

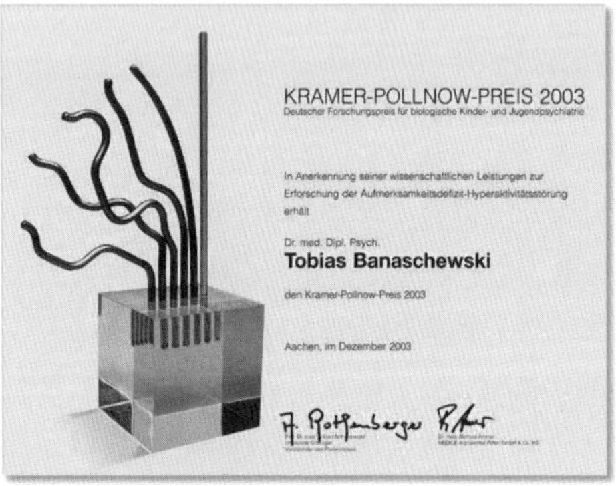

図4.2　Banaschewski氏の受賞証書 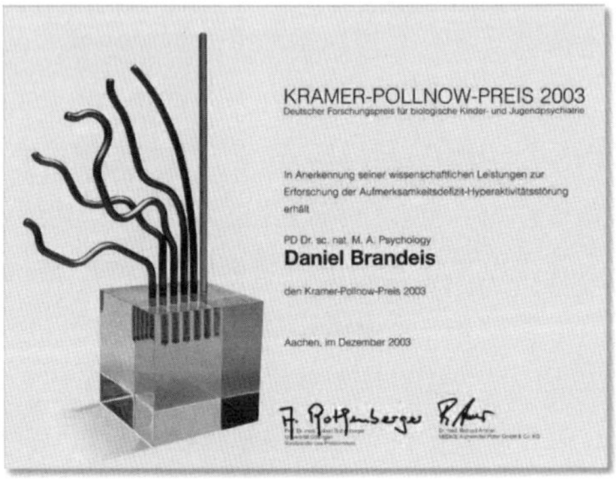　　　　図4.3　Brandeis氏の受賞証書

Heßlinger

■**受賞に値する業績**　Preiswürdige Arbeiten
・Hesslinger et al.: Attention deficit hyperactivity disorder in adults-early vs. late onset in a

retrospective study.（注意欠陥多動性障害－成人期早期発症と晩期発症の後ろ向き研究）Psychiatry Research 119: 217-223, 2003.
・Hesslinger et al.: Frontoorbital volume reductions in adult patients with attention deficit hyperactivity disorder.（注意欠陥多動性障害の成人患者のおける眼窩前頭皮質の容積減少）Neuroscience Letters 328: 319-321, 2002.
・Hesslinger et al.: Attention-deficit disorder in adults with or without hyperactivity: where is the difference? A study in human using short echo 1H-magnetiv resonance spectoscopy.（成人における過活動を伴うものと伴わない注意欠陥障害について、どこに差があるのか？ヒトにおける短時間共鳴1H－核磁気共鳴を用いた研究）Neuroscience Letters 304: 117-119, 2001.

　かなりの数のADHS児童が、大人になってもなお症状のために心理社会的な障害を経験しなければならないという事実を考えると、国際的刊行物によって証明されている、成人における"ADHSの神経精神医学的側面"のテーマについての応募論文も提出されたことは、賞委員会にとって喜ばしいことであった。
　この極めて興味深い研究領域、ならびにADHSの成人期における慢性的経過に対する関心を広く高めるため、またドイツにおけるこの開拓的研究領域における参加を促進するために、選考委員会は、例外としてKramer-Pollnow特別賞をBernd Heßlinger博士（Freiburg大学・成人精神医学）に与えることを会員一致で決定した。
　Heßlinger博士とその研究グループは、綿密で多角的な臨床的・神経生物学的な手法によるアプローチを利用した。この中心となった新たな左眼窩前頭皮質における異常に関する知見は、さらに進んで検証され、かつ理論的モデルに組み込まれなければならない。しかし、成人でのADHSにおける重要なテーマである情動性と衝動の制御のより良い解明の手がかりを掴むための一つの道を示してくれている。
　選考委員会は科学的業績に対し、Heßlinger博士とその共同研究者を心から祝福し、ついては彼らはこぞって成人のADHS病態生理学的背景のさらなる解明に貢献されることに確信も持っている。

2003年Kramer-Pollnow賞選考委員会　2003年12月4日　アーヘンにて
・Richard Ammer博士（MEDICE社、Iserlohn）
・Jan Buitelaar博士（Nijmegen大学教授）
・Aribert Rothenberger博士（Göttingen大学教授）
・Joe Sergeant博士（Amsterdam大学教授）

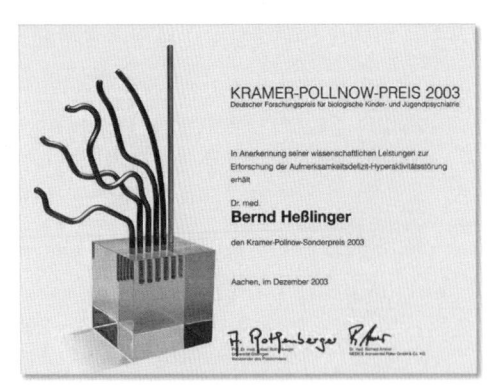

図4.4　Heßlinger氏の受賞証書

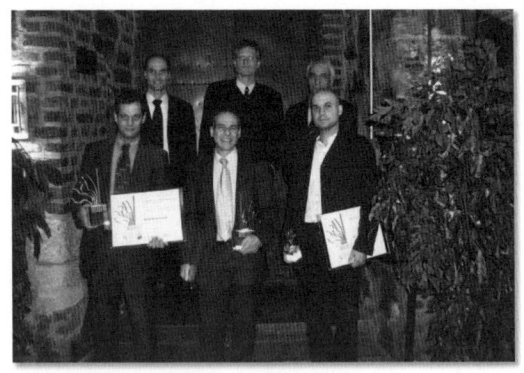

図4.5　選考委員の三人（上段左から）
Dr.R Ammer, Prof.F.Resch, Prof.A.Rothenberger
受賞者（下段、左から）
Dr.T.Banaschewski, Dr.D.Brandeis, Dr.B.Heßlinger
（写真提供：MEDICE社（Iserlohn））

報道記事　pressebericht

Kramer-Pollnow-Preis
Beziehung zwischen Hirnfunktion und ADHS

Im Dezember wurde zum ersten Mal der Kramer-Pollnow-Preis für herausragende Forschungsleistungen auf dem Gebiet der biologischen Kinder- und Jugendpsychiatrie verliehen. Ausgezeichnet wurden Dr. Tobias Banschweski, Göttingen, und Dr. Daniel Brandeis, Zürich. Dr. Bernd Heßlinger, Freiburg, erhielt einen Sonderpreis für herausragende Arbeiten zur Aufmerksamkeitsdefizit-/Hyperaktivitätsstörung (ADHS) bei Erwachsenen. Die Arbeitsgruppen um Banaschewski und Brandeis untersuchten hyperkinetische Kinder und verlichen sie mit gesunden Kindern und Kindern mit Störungen des Sozialverhaltens sowie Störungen mit oppositionellem Trotzverhalten. In der Gruppe der hyperkinetischen Kinder wurde eine Verringerung der hirn-elektrischen Aktivität während der Vorbereitung auf eine Zielreizverarbeitung festgestellt. „In dieser bislang einzigartigen Konstellation der Vergleichsgruppen innerhalb einer Studie zu ADHS deutet sich somit an, dass ein Mangel im zentralen posterioren, wahrscheinlich noradre-nergen Netzwerk eine begründete Alternative oder Ergänzung zur vorherrschenden frontalen Dopaminhypothese darstellt", fasste Prof. F. Resch, Heidelberg, auf der Preisverleihung zusammen.

Kramer-Pollnow賞
脳機能とADHSとの関連について
　この12月、第1回のKramer-Pollnowが生物学的児童、青少年精神医学の分野の優れた研究業績に贈られた。顕彰されたのは、Dr. Tobias Banaschewski,Göttingen.とDr.Daniel Brandeis,Zürich.であり、Dr.Bernd Heßlinger, Freiburg.は成人における注意欠陥/多動障害（ADHS）についての秀でた研究により特別賞を受賞した。BanaschewskiとBrandeisのグループは多動障害児を診察し、児童達を健常児や社会行動障害並びに敵意を持った反抗的行動を持つ児童達と比較した。多動児グループでは、目的刺激処理準備中の脳の電気活動の減少が確認された。"これまででは珍しいADHSに関する研究内での比較グループの組み合わせにおいて、中心後頭葉内のおそらくノルアドレナリン作動性ネットワークの欠陥が支配的な前頭葉性ドパミン仮説についての根拠ある対案、あるいは補足を表していると示唆される"。とProf.Resch,Heidelberg賞授与にあたって総括している。

図4.6　引用元：psycho neuro 2004; 30（2）

展望　Perspektive

　こうしてADHSに関する神経生物学的研究において充実した2年が経過した。その他興味深い新しい刊行物が出版された。期待された如く、2003年の受賞者は神経生物学に関してその研

第4章　Kramer-Pollnow賞−ドイツ生物学的児童青少年精神医学研究顕彰：年代記

究をさらに発展させた。たとえば以下のとおりである。

- Banaschewski T, Ruppert S, Tannock R, Albrecht B, Becker A, Uebel H, Sergeant J, Rothenber A（2005）Colour perception in ADHD.（ADHDにおける色の認識）Journal of Child Psychology and Psychiatry（in press）.
- Banaschewski T, Hollis C, Oosterlaan J, Roeyers H, Rubia K, Willcutt E et al（2005）. Toward an understanding of unique and shared pathways in the psychopathology of ADHD（ADHDの精神病理学における特異的かつ共通した経路への理解に向かって）Developmental Science 8: 132-140.
- Halder P, Sterr A, Brehm S, Bucher K, Kollias S, Brandeis D[*8]（2005）Electrophysiological evidence for cortical plasticity with movement repetition.（動作反復を伴う皮質の可塑性への電気生理学的根拠）European Journal of Neuroscience 21: 2271-2277.
- Heßlinger B, Philipsen A, Richter A.（2004）Psychotherapie der Aufmerksamkeitsdefizit-Hyperaktivitätsstörung bei Erwachsenen. Hogrefe, Göttingen.（成人の注意欠陥/多動性障害の精神療法）
- Philipsen A, Feige B, Heßlinger B, Ebert D, Carl C, Hornyak M, Lieb K, VorderholzerU, Riemann D（2005）Sleep in adults with attention deficit/hyperactivity disorder: a controlled polysomnographic study including spectral analysis of the sleep EEG.（ADHDと診断された成人の睡眠：睡眠脳波のスペクトル解析を用いたポリソムノグラフ対照研究）Sleep 28: 738-745.

　しかし、その他の研究グループも非常に活発であった。結果、2005年のKramer-Pollnow賞のまもなく発表される公募において、確実にきわめて興味深い応募を期待されてよい。

---

*8　第8章 絵画集も見よ。

第5章
F. M. A. KramerとH. Pollnowの生涯と業績

Leben und Werk von Franz Max Albert Kramer (24.4.1878−29.6.1967) und Hans Pollnow (7.3.1902−21.10.1943)

K.-L. Neumärker

　F. M. A. Kramerは1878年4月24日ブレスラウ（1945年以来Wroclawと改名）に生まれる。家族歴では、1844年1月19日生まれの父親Julius Kramerはブレスラウで穀物を商っていると書かれている。父親の宗教はユダヤ教（israelitisch）であり、"国籍はPreußen"となっている。1872年6月9日、彼は1852年3月26日SchlesienのMikitsch生まれのAnna Stollerと結婚する。彼女もまたプロイセン国籍のユダヤ人であった。息子 Franz Kramerはむしろ無宗教的に育てられ、教養があり、リベラルなユダヤ商人の家庭に育った。1884年から1896年までこの若者はブレスラウの聖 Maria-Magdalenaのギムナジュームに通い、1896年3月、卒業資格の成績でもって課程を終えた（図5.1）。素行と真面目さは、ドイツ語、ラテン語、ギリシャ語、フランス語、英語、歴史、地理学、数学、物理などの科目と同様に"良 gut"と評価され、ヘブライ語には点が与えられなかった。1643年創立された聖Maria-Magdalena ギムナジューム、そこで

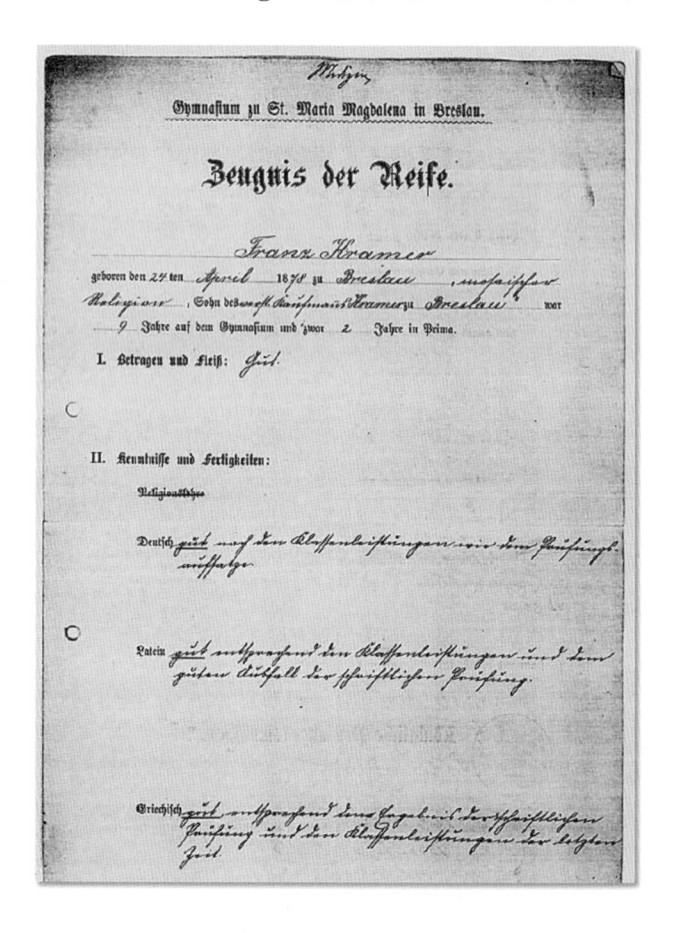

図5.1　Franz Kramer: Reifezeugnis vom 13. März 1896（Ausschnitt）

第5章　F. M. A. KramerとH. Pollnowの生涯と業績

Otfried Foerster（1873-1941）も1892年3月にアビトゥア試験を終えている。1563年から続いているElisabeth Gymnasiumと1765年創立のFriedrich Gymnasiumと並んで歴史があり、社会的にも選良（エリート）階級に入る全プロイセンにおける高等教育機関のひとつであった。生徒はほとんどもっぱらブルジョア階級出身であり、48%がプロテスタント、32%がカソリック、20%がユダヤ教であった[120]。いかなる宗教であろうとすべての生徒達に同じ権利を与え、同格と認めることがブレスラウ市の関心であり、願いであった。この限りでは、ユダヤ出身のKramerが非ユダヤ系のギムナジュームに通おうと何ら問題はなかった。ブレスラウやシュレージエン地方の社会的、政治的発展の背景ではこの二元的教育行政は実現できなかった。いわゆる"ブレスラウの学校（教育）争い"の頂点において1872年にJohannes Gymnasiumが開校された。これは"ユダヤ国民が専門的に同等の権利を獲得する道の途上での道標"であった[120]。この争いは、当時のブレスラウやシュレージエン地方における社会的不平等に刻印された当時の抗争的社会全体の発展、（その当時の二都市の人口は5,000,000人にまでに増大していたが）の一部と見られていた。ブレスラウの総人口はおよそ240,000人から470,000人と二倍になっていた。ユダヤ国民は同じ期間に15,000人からおよそ20,000人にまで成長していた。ユダヤ系、プロテスタント、カソリックの職業構造の間にある相違は強大なものであった。これらの職業グループ内でブレスラウとベルリン、ライプッチヒ、あるいはハンブルクのようなそのほかの都市に対して、個人の収入はそれ相応にさまざまであった。ブレスラウではおよそ仕事を持っている労働者が一日に稼ぐ額は1.6マルクであった。ブレスラウでの十分ではない収入事情は住宅事情とも合致していた。いずれにせよKramerは直接その目には遭わなかった。アビトゥアを終え、彼は1896年5月王立プロイセン大学で医学課程を開始し、1898年2月に医学進学課程試験を"全成績を良（gut）"で終えた。1901年、Kramerは医学課程を終え医師免許を取得、1902年、Carl Wernickeの下で多発神経炎における脊髄変化に関する研究で医学博士号を得る。同年、彼の最初の研究である、"筋肉萎縮（Muskel dystrophie）と外傷"[37]というテーマについて、精神医学、神経学の月刊誌にて公刊した。同じく1902年、ブレスラウ王立大学の神経患者総合外来で、Wernickeの指導の下で助手医として仕事を始めた。Kramerは臨床家であり学者として相応しい師匠に出会った。師匠の豊かなアイデア、創造力、構成力（組織力）は後にそこで働くことになる精神科、神経科領域の同僚たちが覚えたのと同様にKramerをいたく感動させた。KramerはWernickeを始めとしてブレスラウ学派と呼ばれていた組織に関わり、彼自身もその組織の歯車のひとつであった。Kolle[36]はドイツ語圏の神経科医の系譜の中で、自身、Carl Westphalを頭として擁いていた"第一ベルリン学派"出身であるWernicke学派から出た精神神経科医を枚挙している。

1. K. Bonhoeffer, Berlin 1868-1948
2. O. Foerster, ブレスラウ 1873-1941
3. E. Forster, Greifswald 1878-1965

4. R. Gaupp, Tübingen 1870-1953
5. K. Goldstein, Frankfurt 1878-1965
6. K. Heilbronner, Utrecht 1869-1914
7. M. Kauffmann, Halle 1871-1932
8. K. Kleist, Frankfurt 1879-1961
9. F. Kramer, Berlin 1878-1967
10. H. Liepmann, Berlin 1863-1925
11. H. Lissauer, ブレスラウ 1861-1891
12. L. Mann, ブレスラウ 1866-1936
13. B. Pfeifer, Nietleben 1871-1942
14. M. Sachs, USA 1858-1944
15. G. P. Schröder, Leipzig 1873-1941
16. E. Storch, ブレスラウ 1866-1916

　Carl Wernickeは26歳で"ブレスラウのAllerheiligen-Hospitalsの精神病病棟で若い助手医"としてすでに"失語症状複合体"という単行本を著述していた。解剖学を基盤にしての心理学的研究を書き、1874年、ブレスラウのMax Cohn und Weigert出版社から出版した。WernickeはPaul Broca（1824-1880）から13年後に失語による言語産出、書字障害、言語了解欠如を伴った症候群を記載した。この症候群はほかに片麻痺を伴い、以前は錯乱状態、妄想狂（狂妄）として誤認されていた。彼はその症候群に帰属する解剖学的所見は左の第一側頭回にあると示した。症候群を一定の連合線維、すなわち、伝導失語障害に還元させた。この症候群は今日でもなお感覚失語として彼の名前が記されている。それはWernickeにとってその後の個々の患者において相応の論文発表をしながらの臨床精神医学－神経学的諸観察、診察、研究の誕生の時期であった（図5.2）（補遺1を参照）。

　Kramerは1902年から1903年の間にWernickeの所で最初はほんのちょっとであったが、ある同僚に出会った。彼が彼の将来を決定することになるKarl Bonhoefferであった（補遺2を見よ）。1904年ブレスラウの教室（学派）を引き継ぐとともに、Wernickeの下で働いていたBonhoefferは助手医Kramerも引き受けた。ブレスラウ時代の別の知人に、1904年10月上級医のポジションを申し出た。Paul Schöderである。彼は1905年Bonhoefferの所で大学教授資格を得た（補遺3を参照）。

　Schröderの教授資格取得から2年後、Kramerは1907年Bonhoefferの所で同じく神経学と神経生理学でのテーマ、"コンデンサー（蓄電器）放電による電気的感覚試験"[39]によって教授資格を取得した。大学の有名なレオポルド講堂（Aula Leopoldina）での公開講演私講師であるDr. Paul Schröderが討論者であった。1907年12月18日、Kramerは医学部の職務代行部長K. Bonhoefferから精神医学・神経学の私講師としての辞令をもらう。それにより、Kramerはブ

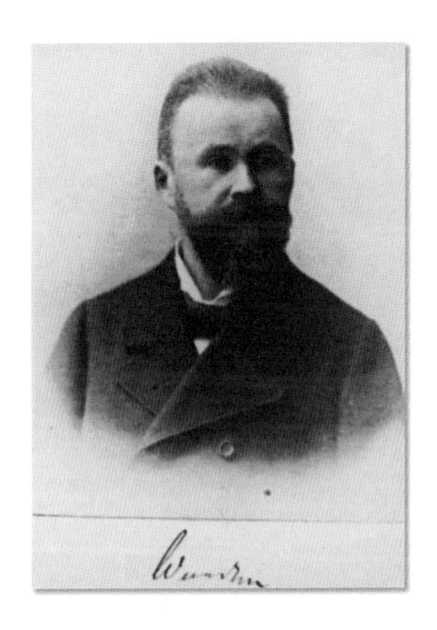

図5.2　Carl Wernicke（1848-1905）

レスラウ大学医学部の教授団の一員となる。ブレスラウ大学は自然科学領域、また精神科学領域においてもドイツや外国の大学組織の非常に有名を馳せた教育機関の一つと見られた。1854年にユダヤ神学のゼミナールにより大学のスペクトラムは拡大された。名立たる臨床家や研究者が医学部に認証と名声を与えただけではなかった[28]。医師の中には1890年以来、外科学の主流であるMikulicz学派の創始者であり、Ferdinand Sauerbruch（1875-1951）の発見者であり、支援者であったJohannes von Mikulicz-Radecki（1875-1905）らがいた。Saurebruchは1903年来、ブレスラウにて見習い医（インターン、研修医）から始め、1905年、ブレスラウで教授資格を得て、同年Greifswaldに移った。

　KramerとSauerbruchはブレスラウで共に働き、Kramerが1938年に移住した際の支援者となったのがSauerbruchであった。ブレスラウ大学のもう一人の有名人は皮膚科医のAlbert Neisser（1855-1916）であり、彼は"Neisser王国"の創設者、Micrococcus gonorrhoeaeの発見者であり、"Neisseria gonorrhoica"の記述者であった。さらに挙げるべきは小児科医のAlbert Czerny（1863-1941）であり、彼は1894-1910年までブレスラウ大学の小児科を導き、その後、ベルリンのCharitéに移り、1932年までそこの小児科を主宰した。

　Wernickeを通してKramerは同じくブレスラウ出身のOtfrid Foersterとコンタクトを取った。FoersterはKramerと同じSt. Maria-Magdalenaギムナジウームで学び、そこで1892年、アビトゥアを終えた。FoersterはWernickeにより勧められ、Wernickeの所で教授資格を得た後も、常に臨床とは接触していた[25, 143, 144]。Kramerの興味は多方面にわたり、科学的心理学代表者の一人で1894年ブレスラウに遣って来たHermann Ebbinghaus（1850-1809）とコンタクトを取る時には彼の表情が緩んだ。精神物理学、実験的方法についてのEbbinghausの業績、特

に二巻の心理学基本でもって彼はドイツの国境を越えて有名になった[92]。1895年、ブレスラウの学校庁は、学校での授業の負担を調査させるためにEbbinghausに近づいた。Ebbinghausはこの目的のため"コンビネーション法"を考え出した。これが最初の有用な児童知能テストの一つになった。1902年、彼は児童研究協会の理事長に選出され、シュレージエンの祖国文化協会の熱心な会員となる[122]。1803年、個人的協会として創設された学会はすでに世紀の変わり目には1,000人の会員を見込んでいた。それにはユダヤ人会員も入っていた。学会は幅広い社会に受け入れられた。活発な講演活動や研究によってこの学会がシュレージエンにおける不十分な学術協会を補った。多くのセクションがあるが、たとえば自然科学部門、公衆衛生部門と、1907-1914年までWilliam Sternにより先導された哲学－心理学部門などにおいて数学部門、プロテスタント－神学部門も存在したが、その間にユダヤ－神学部門は現実のものとなることはなかった[102, 120]。William Stern（1871-1938）はユダヤ人を両親として生まれ、大学生活を送り、1893年、ベルリン大学の哲学部門のEbbinghausの下で博士号を得た。彼はEbbinghausについて1897年、教授資格を得る為にブレスラウに向かった。そこに1916年まで留まり[123]、SternはClara Sternと共に1907年[132]に児童言語、さらに1914年、幼児期の心理[133]についての著書で有名になった。KramerはW.Sternと共に応用心理学雑誌も発刊し、1908年には"特別な記憶術を有する11歳の女子についての示唆に富んだ研究"が載っていた[40]。機械的再生、組み合わせ、実験的記憶テストなどの大規模な作業心理学のパラメーターや、"周知の如く散文の中の省略された言葉を補うというEbbinghausの組み合わせ法"を使って、著者らは"この少女では再生は"大変な作業なのか、あるいは"訓練"に基づいているのかという疑問を追及した。"鑑別心理学と一般心理学"のためにKramerがその意味を明らかにした。こうした個々の症例での統計を続けることで、Kramerはまたブレスラウでも、"知能テスト法"の欠陥と"知能指数と実年齢"との間の相違の問題に、Schröderと一緒に取り組んだ。二人によって検査された児童は、大学病院、"ブレスラウの青少年援助センター"[46]や後には"精神病質の青少年支援のためのドイツ協会のブレスラウ地区の矯正教育相談所"などの患者から構成されていた[97]。その結果、分かったことは"…学校の成績は相当な程度において児童の知能と関係があるが、しかし、成績は一連の諸因子によってかなり影響を受けていたので厳密な対応関係があるとは言えない"ことである。諸因子として挙げられるのは、"…注意を持続して集中させることが出来ないこと、過度の情動興奮性…規律違反の傾向"などである。

　ブレスラウの精神神経科入局以来、Kramerは、Wernickeの下で博士号を取り、Bonhoefferの所で教授資格試験を取り、多方面にわたり論文を執筆し講演を行っていた[38-44]。この状況で、Bonhoefferがベルリンへ招聘された際、ブレスラウの精神神経科の二人の共同研究者SchröderとKramerをベルリンへ連れてきたことは、驚くに当たらない。1912年4月1日付で、Bonhoefferは"ベルリンの王立Friedrich-Wilhelms-大学Charitéの精神神経科"の科長（Direktor）としての任務に就いた。すでにあらかじめブレスラウからの1912年3月15日の手紙で、BonhoefferはCharitéの管理行政官に、ブレスラウで教授の肩書（Titualprofessor 権限の

ない肩書だけの教授）を貰っていたSchröderとKramerのために適当なポジションを設けてくれるよう要請していた。ベルリンでBonhoefferは精神神経科全体を組織しており、Schröderには精神科の"安静女子病棟"と解剖検査室を割り当てた。Kramerは神経科総合外来と心理研究室を引き受けることになる。Kramerは1912年7月2日にベルリン大学の講堂での"欠陥状態にある児童における心理学的研究方法について"の講義でもって教授資格の方向を変えた[1]。しかし、Schröderはほんのわずかしかベルリンには留まらなかった、というのも、彼は同じ年にGreifswald大学の精神神経科の正教授の招聘をBonhoefferの肩入れで得ることが出来、それに応じたからであった。

　ベルリンで、Kramerのキャリアは専門的にも個人的にも別の道を歩んだ。ベルリン時代は1912-1938年までで、その中には逃避、つまり移住の年が含まれる。これは政治的動乱と大惨事に彩られた数十年であった。国は"ドイツの破局の元凶"、つまり第一次世界大戦に向かって突き進んでゆく。当初は歓呼の叫びで歓迎された大戦はドイツ国民を心底震撼させただけではなく、絶大なる社会政治的矛盾を露見させ、革命にまで進み、そして人間の立場、心まで変えてしまった。数々の出来事にベルリン大学、Charité、精神神経科、そこの総帥Bonhoefferは怯むことはなかった。1918年5月、Bonhoefferは彼の教室の助手、特にKramerを兵役に適した者として"宣告し"、彼を"譲り渡す"という、"国防大臣の希望"に抵抗することに一生懸命であった。なぜなら"前線部隊にいた医師たちに最後の抵抗線によって甚大な喪失があった"からであった。Bonhoefferの答えは、"Kramer教授は神経科の男性病棟と男性の総合外来を管理しており、外来には毎日数多くの神経や脳を損傷した兵隊が診察と判定（診断？）の目的で野戦病院から遣って来ます。彼はさらに第三兵団の専門顧問であり、神経病患者の鑑定や学生の講義で私を手伝ってくれています"であった。1914-1918年までの第一次世界大戦中の医師としての経験をハンドブックにおいて精神病と神経疾患の章を書いている[17]。Bonhoefferや銃弾創の神経学的な諸影響についてのKramer[47, 49, 50, 56, 57, 59, 62]の専門的な研究の総括のテーマや内容から、戦争がいかなる精神医学的後遺症や神経学的後遺症を誘発したり、あるいは引き起こしたかが読み取れ、その跡を辿ることが出来る。Kramerはわけても彼の神経学的な知識故にも、たとえばベルリン居住する人の生活補償裁判[2]のためなど、鑑定者としての評価を受けていた。これらの活動による公式的な賞賛が1918年1月21日付で"皇帝陛下の命"により"第三等の赤十字栄誉賞"受賞によりみられる。

　Bonhoefferは、子どもの入院数がますます増加してき、成人患者の収容がもはや正当化され得なかった為、自身の科に1921年3月16日に"児童患者用病棟と観察病棟"を開いており、Kramerは青少年との関わりに関してブレスラウ時代から十分な知識と経験を持っていたため、この病棟の管理を委ねた。病棟医としてRudolf Thiele（1888-1960）が、"治療矯正教育を受けた女性の青少年指導者"に任命された[11, 105, 107]。Bonhoefferにより設立された病棟には14歳までの少年、少女用に12床を備えていた。観察期間は6週間から7カ月までであった。一人分の入院費は児童一人頭4.50マルクであった（図5.3、図5.4）。入院は精神神経科もしくは総合外来

あるいは、青少年の精神病質の援助、保護のためのドイツ協会を通して行われた。この協会はベルリン中心部のMonbijoupltz 3にあった（**図5.5**）。Kramerはさらに、なおベルリンの街にあり、Templinの養護学校を有する14歳までの32人の精神病質少年のための治療教育施設の世話をしていた。Thieleはその他に、Fürstenwalde近郷のKetschendorf城にある協会の治療教育施設と治療矯正養護施設の世話をしていた。

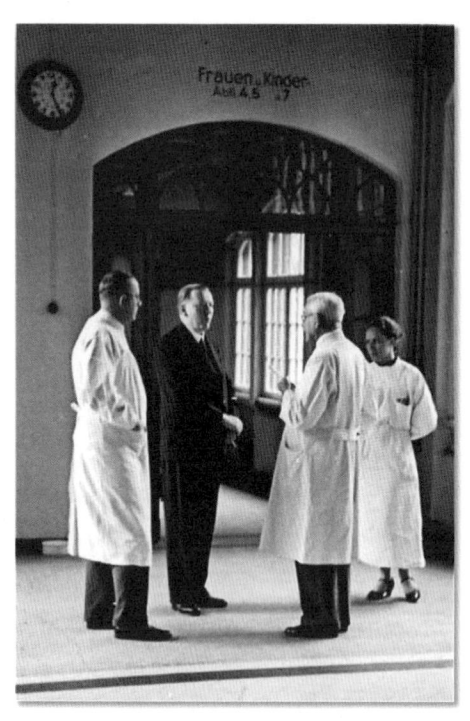

図 5.3
右側に白衣を着たKarl BonhoefferがRudolf Thiele（黒い背広姿）と会話をしている。Charitéの精神神経科の裏手にある女性病棟4,5と児童病棟7に通ずる廊下にて、1930年頃。

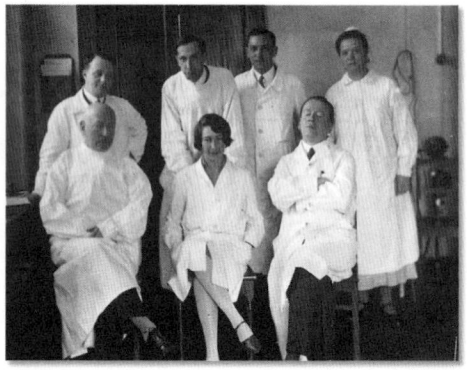

図 5.4
1920年頃のCharitéの精神神経科でのFranz Kramerと“児童病棟と観察病棟”で働く同僚たち。前列左から、Franz Kramer、Ruth von der Leyen、Rudolf Theile、後列中央左にHans Schwarz、Hans Pollnow。

Deutscher Verein zur Fürsorge für jugendliche Psychopathen erteilt

Rat in allen Fällen

von psychopatischen Kindern u. Jugendlichen.

Sprechstunde Dienstag und Freitag von 11–1 Uhr.
Monbijouplatz 3, II Trp., nahe Stadtbahnhof Börse.
Zimmer Nr. 15.

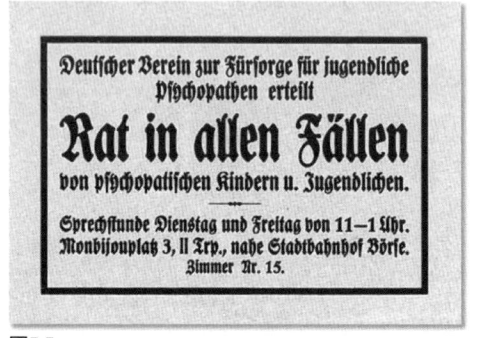

図5.5
青少年精神病質の援助、保護のためのドイツ協会の情報誌

協会の事務局長 Ruth von der Leyenは、ドイツにおける“精神病質の青少年の相談、観察、収容（入院）のためのすべての施設”の1925年の総括を発表した[97]。ベルリンだけでも、Charitéの精神神経科の病棟のほかにLichtenberg、Lichtenrade、Zehlendorf、Wuhlgartenそして Wilmshagenにおける施設が営まれ、1923年来、“異常児”のための相談所が20カ所の大

ベルリン地区青少年事務所に置かれていた。それらをリストアップしていると、皆ドイツで最初設立されたこの種の施設であることが分かる。これはハイデルベルク大学病院小児科の外来のスペースにAugust Homburger（1873-1931）により開かれた治療教育相談所があった。Homburger自身、ハイデルベルクの施設や"医師と学校との間の緊密な結びつきと共同作業の継続...に最大の価値を置く...という必然性"、並びに"教育者としての医師の態度に...徹頭徹尾しがみ付いていなければならない"、という事実について詳しく報告している[32]。制度化に際して、Robert Gaupp（1870-1953）により主宰されたテュービンゲン大学の感情病と神経疾患部門に付属の30病床が備えられ、Werner Villinger（1887-1961）に率いられた児童青少年のための観察病棟がこのあとに続いた[137]。年代順では、Paul SchröderがGreifswaldからLeipzigへ移った直後、1926年に彼により開かれた"大学病院精神神経科の青少年精神病質者のための観察病棟"がその後に出来る[127]。ここでは、当初"20人の（男性）青少年の精神病質者"が収容され、のちに"少女のための同じ病棟"が出来た。すでに1926年6月から1927年6月までに"151人の児童、青少年"が観察された。Wernickeによるブレスラウ学派出身のBonhoeffer、Schröder、Gauppはそこからドイツの児童、青少年精神医学の創設者とも呼ばれている。1894年友人GauppにブレスラウのWernickeの所に就職することを勧めたのはBonhoefferであった。Wernickeの所にGauppは1897年まで在籍した。

　1933年、国家社会主義者が権力を取った後、誰がドイツから国際会議へ行くことが出来、誰が出来なかったかは、古文書資料から[4]正確に確認出来る。こうして、Kramerも1937年7月24日から同8月1日までパリで開催される予定であった児童精神医学国際会議参加のための当該の申請書を期限内に提出していた。Kramerの自宅宛に届いた省庁からの返答は以下のようであった。"...1936年7月18日付の貴殿の再問い合わせについて、貴殿の児童精神医学の国際会議の名誉委員会（Ehrenkomitee des Congré International de Psychiatrie infantile）への参加に際して小生の承諾は必要としない。なぜなら貴殿はもはや小生の管理下にはないからである"であった。これは法的な留保条件付きの拒否であった。というのも、Kramerはユダヤ人として1933年から職業公務員制度の復活のための法律により、大学での教職から遠ざけられていたからである。別の実例に、1919年来、Köln大学精神科の正教授であったGustav Aschaffenburg（1866-1944）なる人物がおり、彼は1919-1929年まで自身によって出版されていた世界で最初の"精神医学ハンドブック"で知られていた。Aschaffenburgの専門には興味の広範な領域におよび児童－青少年精神医学の問題も含まれていた。こうして、彼には素行不良となった者や神経質な児童の保護、援助に関する刊行物、児童期の睡眠障害あるいは類てんかん性状態に関する出版物がある[18]。パリでの児童精神医学国際会議に参加したいというAschaffenburgの申請はそれでも彼の後継者であるMaximirian de Crinis（1889-1945）によっても支持を得た。de CrinisはそのこともありCharitéのBonhoefferの後継者となった。大臣の回答はわずか一片の文章のみであった。"アーリア人種でなければ国際会議への参加は基本的には許可されない"[4]。それにもかかわらず、パリの会議に参加していた49カ国からの350人のうち、ドイツからの公

式上の代表者は12人いた。Schröderは"性格的に偏ったもの（変種者）"と知的障害は定量的に分類でき、一方、性格障害は質的に区別可能だという事実について報告した[19]。

1921年8月31日にKramerに特別な希望が叶えられた。プロイセンの文部科学大臣（Minister für Wissenschaft, Kunst und Volksbildung）から"ベルリン大学医学部私講師、Dr. Franz Kramerに対して員外（準）教授の称号が与えられた"。このタイトルはCharitéの精神神経科、医学部、特に教授職の領域において果たされた多方面の功績[45, 46, 48, 51-55, 58, 60, 61]に対する当然の挙用である。講義目録の中には、Kramerの担当は"患者紹介による児童年代の精神病理学"、"供覧による精神医学という視点からの青少年年代における犯罪性ならびに素行不良化"、さらに実地課程、つまり"電気診断学を含む神経疾患の診断学"と書かれている。

1924年10月9日、KramerはBerlin-Wilmersdorfの戸籍課に、同じくブレスラウに1896年2月25日に生まれたLuise Emma Josefine Scheffelsとの結婚を届け出た。Luise Emmaはラインラントからブレスラウに移った"カソリック信者"で商人であったAlfons Scheffelsと"エヴァンゲリー（プロテスタント）派"のブレスラウ生まれのLuiseとの間の娘である。

1925年8月25日、娘のGabriele Anna Luiseが生まれ、彼女は後にUtrecht大学で医学を学び、外科で働き、そのうち生化学者Rutger Matthijsenと結婚することになる。Gabriele A.L.Matthijsen-Kramerは1996年7月8日に亡くなる。1928年10月17日に息子のKarl Ulrich Kramerが生まれ、Karlの洗礼と名付けはFranz KramerのChefである"枢密顧問官 Prof. Dr.Karl Bonhoeffer"であった。息子のKarl Ulrichは植物学を学び博士号を取り、1970年、ユトレヒトにてスイス人で臨床心理学士のMargrit Zieglerと結婚し、チューリヒ大学の系統植物学の員外教授として働く。彼は1994年7月11日に亡くなった。

Franz Kramerは1912年ブレスラウからベルリンへ遣って来て、まずはBerlin-CharlottenburgのVictoria通り28番地に住んでいたが、結婚後にBudapest通り13番地へ引っ越し、1931年からは同じくBerlin-CharlottenburgにあるBurggrafen通り17番地の私用事務所付きの快適な住まいに居を構えた。ベビーシッター、料理婦、メイド、掃除婦、縫い子達が共に住み、所帯、家族の一員でもあった。Kramerの個人的状況が変わるにつれて、彼の職域はますます拡大して行った。Bonhoeffer不在のときにはKramerは教室の指揮を任された。当時教室では240の入院ベッドに加え大規模な総合外来のため、やるべき仕事がますます増えてきた[107, 109]。Bonhoefferは1924年10月、神経解剖や神経病理学の領域での研究のためHans Gerhard Creutzfeldt（1885-1964）をキールからベルリンへ連れて来ていた[21]。そのCreutzfeldtの人柄に支持（相性）を見出した。彼は教室の解剖研究室を指揮し、児童の神経解剖学の講義を受け持ち、流行性脳膜炎、認知症、てんかんの問題などに取り組んだ[142]。Bonhoefferの教室のKramer、Creutzfeldtやその他の共同研究者達（図5.6）は、1867年、Griesingerにより創設された、伝統溢れるベルリン精神、神経科学会の枠内で、当時の神経精神医学上のテーマやその境界領域を患者供覧付きで定期的に講じていた。1932年2月8日から1933年11月23日までの期間、Kramerは初代会長であった。

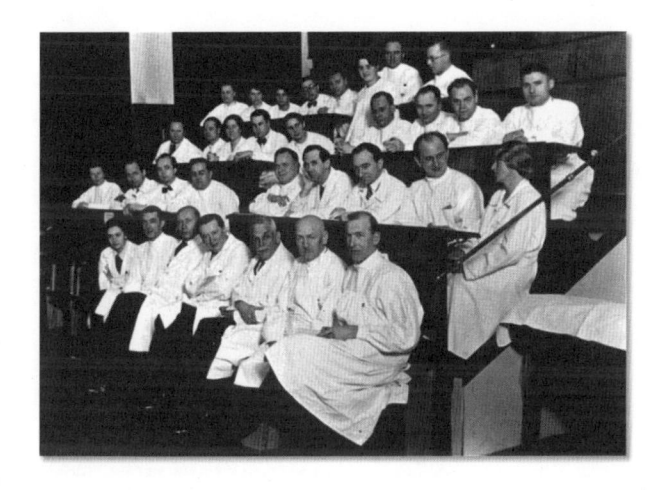

図5.6
Charitéの精神神経科講義室にて。Karl Bonhoeffer（最前列向かって右から3番目）を中心に、彼の弟子、教室員、共同研究者達（のちに歴史上に名をはせた学者達が見てとれる。一例としてHans-Gerhard Creutzheldtなど）

　Kramerは専門家として"ドイツ帝国議会の刑法委員会"に助言していた、彼は法廷医委員会の会員であったことによって刑事訴訟と民事訴訟における上級鑑定医であった。神経学－精神医学問題の認証専門家として、彼は相談のため外国に招聘されていたこともあって、彼の個人的業務は忙しくなってきた。Kramerの主な研究や興味のある領域の一つが、1921年の児童観察病棟創設による精神医学的、神経学的異常を持った児童や青少年であった（図5.7）。とりわけ、当時の用語による精神病質児童や青少年の診断、可能な限りの治療の介入、並びに治療教育的類別、教育などが彼の課題の中心にあった[60, 61, 63-65, 67, 68]。Kramerが1918年10月18日における"青少年精神病質者保護教育のためのドイツ協会"の創設者のひとりであり、またその会長職において1933年まで積極的に関わった会員であったことが、彼の臨床研究への結びつきの部分であった。協会の筆頭執行者であったRuth von der Leyenと彼を結びつけたのが、彼女との専門的かつ（研究）刊行に関しての積極的な共同研究であった。1935年、彼女が亡くなった時、Kramerは1923年設立された協会の出版機関からの児童研究雑誌において[83] 彼女の仕事を讃えた。協会と雑誌の目的は教育困難性の学問的研究、青少年犯罪、青少年精神病質並びに治療教育における理論と実際にあった。1921年から協会の率先により定期的にドイツにおいて学会やら専門家会議が開かれた。会議にはKramer、Thiele、またHomburger、Thodor Heller（1869-1938）、Wilhelm Weygandt（1870-1939）ならびにVillingerが参加していた。Ruth von der Leyenはこのテーマ分野について、彼女の視点からKramerと全く同様に飽くこと知らぬまで[95, 98] 書き続けた。1931年[99]、彼女は以下のように総括した。"精神病質児童の保護教育はその内奥に存する本質からすれば、やりにくい児童であろうがなかろうが、彼に即して個別研究を行うという課題を有している。青少年の福祉介護やその教育のためにその意義を認知するこ

とに関してのRuthの呪いの言葉はその名前、つまり精神病質者保護教育にある"と述べている。著者のRuthは精神病質体質、精神病質反応の本質に関する疑問のため同じ文章の中で進むべき方向を示しつつ書き続けている。"この研究は、我々にはそう思えるのだが、年余の経過のうちに素質と環境問題にまで凝縮されていった"。すなわち、児童や青少年の判断に際しての事実上の重点は、ますます増えてくる理念的なマイナス、かつ社会ダーウィン主義の方向に向かうのを避けるために、素質-環境、経験的要素-躾教育の領域に移されるべきであろう。この方向付けは1891年に精神病質性の価値低下についてのKochの論文によって始まった[35]。

したがって、環境と素質という要因の意義はKramerやvon der Leyenによりますます考察の中に取り入れられるようになった。KramerとSchröderによるこの領域における視点と判断がのちに互いに離反して行ったことは、1935年にSchröderとの間で行われた[82]論争において、1934年刊行された"非倫理的、感情欠如の精神病質児童の発達過程"についての論文[81]に対する反応の中にみてとれる。Kramerとvon der Leyenにとって"残酷で利己的な行動様式は先天性の感情欠如を推論させるわけではなく、逆に一見して感情欠如に見えてもそれは単なる行

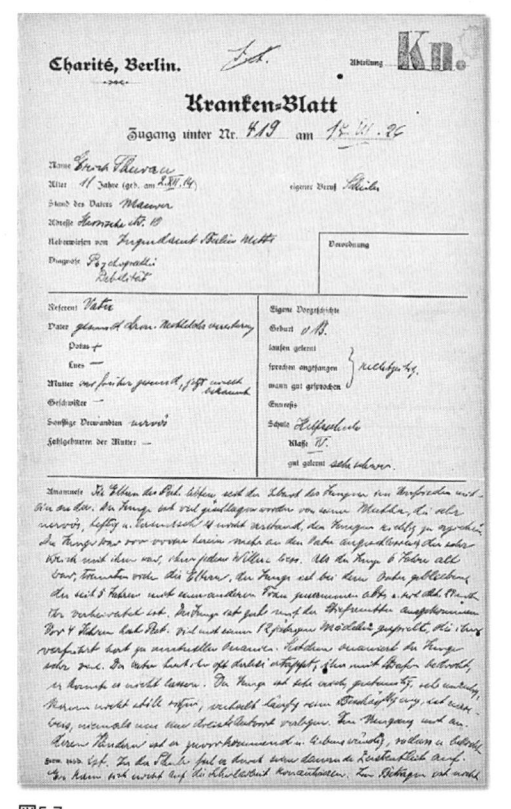

図5.7
1927年3月17日のFranz Kramerによる手書きの病歴

動様式"であり、長い経過（一部は15年以上にわたって）が示すように、このような児童は"単一の精神病質グループ"には属さないということを示すことが問題であった。一方、Schröderは自らの立場を、"外面上の行動様式"の背後には"高い精神的素質"があると評価するという風に述べている[82]。Kramerとvon der Leyenが"精神病質児童"において、綿密な予後の追及を15歳まで検証することが実現されたことを－残念ながらこの意義ある予後研究の結果は忘れられてしまったが－KramerとPollnowは1932年公刊された"児童の多動性疾患について[78]"という研究でもってしても、1933年からの政治的出来事や事情のため達成させることが出来なかった。

　職業公務員制の復活のための法律が1933年4月7日に発効した。当時のプロイセン担当大臣の書簡は1933年11月23日となっており（図5.8）、それによると"非公務員の員外教授"であるKramerからベルリン大学における教授資格をはく奪する、とあった。Bonhoefferの教室では

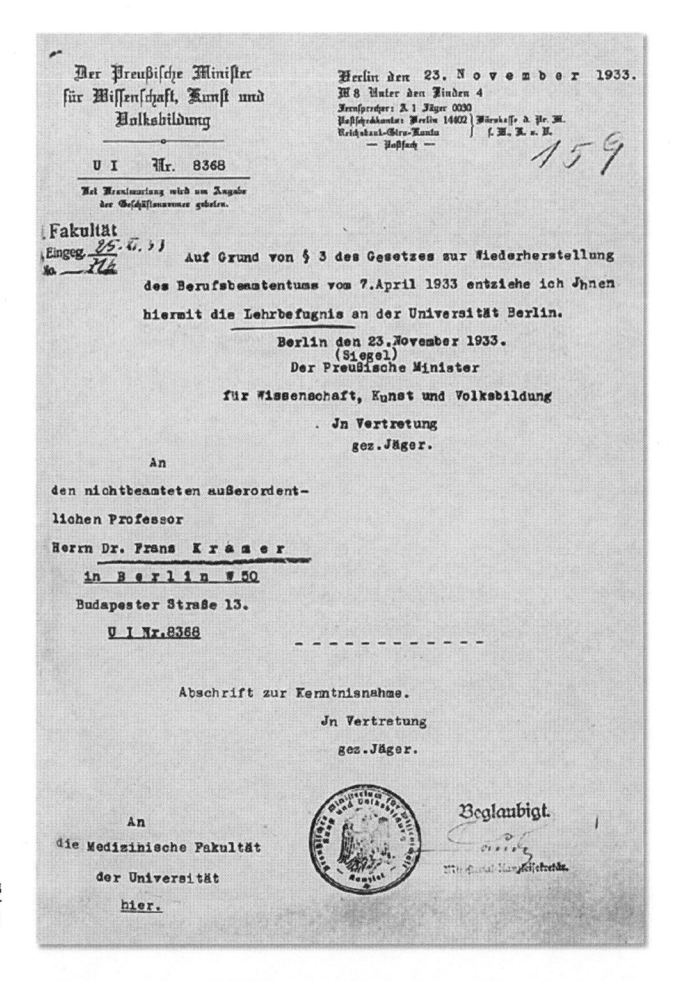

図5.8
1933年11月23日付の教授資格を知らせるKramer宛ての手紙

PollnowとKramerの他の共同研究者も同じ目にあった[27, 106]。この法律だけではないものの、結果として[124]医学部だけで135人もの教員を失っている。Bonhoefferの努力にもかかわらず、他の人達と同じく、彼の所のユダヤ系の共同研究者が1935年3月31日に精神神経科の業務関係から"離職"することを防ぐことができなかった。Charité当局は1935年4月2日の書簡でもって、"1935年3月末でもって"俸給の支払いを停止することをCharitéの経理課に指示している[6]。Kramerは個人的にも生活のためにも新しい方向を目指さなければならなかった。イスタンブールでの神経学講座を目指しての活動のため、彼はCharitéで働いていた外科医 Ferdinand Sauerbruchの援助に期待をかける。二人はブレスラウ時代からの知り合いである。1933年8月12日に、彼はBonhoeffer宛に（図5.9）、"これはうまく行かないでしょう。今…Adolf Meyerが最後の望みだと言っているように"と手紙を書いている。Meyer（1866-1950）は1910年以来、Baltimoreの有名なJohns Hopkins大学の精神医学の教授であったが、彼はユダヤ人の移住者の援助に際して影響力の大きい中心人物と見られていた。1938年初頭まで、Kramerは彼の個人医院にて生活の資を得ていた。医院維持にはBonhoefferも尽力してくれた。1938年10月時点でベルリンの3,000〜3,500人のユダヤ系医師（男女を含めて）のうち、およそ1,500〜1,800人の医師がベルリンに残っていた。これはおそらく1936年のオリンピックとも関係していよう。オリンピック競技が一時的に反ユダヤ措置の減少を起こしていた。1938年10月1日付で残っていた医師達からも医師免許の剥奪、つまり生活の基盤が奪われた。その時からKramerは、ドイツから去ることに集中することであった。米国に行くことには考えが及ばず、代わって彼の目的はオランダ行きであった。この考えに支持を得たのは、オランダの文部教育大臣と広い付き合

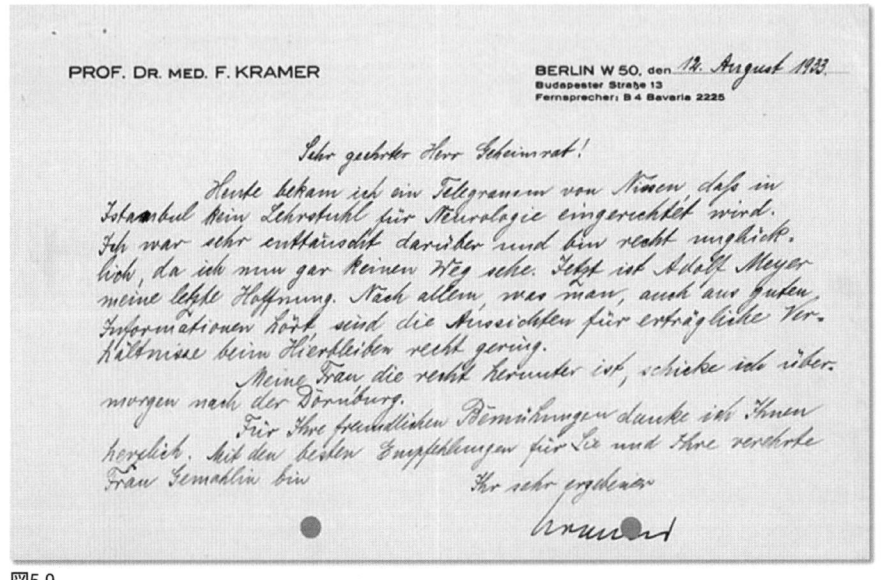

図5.9
1933年8月12日付けでKramerがBonhoefferにあてた手書きの手紙

第5章　F. M. A. KramerとH. Pollnowの生涯と業績

いのあったMecklenburgの大公Adolf Friedrichであったし、並びにこの大臣宛てにSaiuerbruchとBonhoefferがそれぞれ1938年5月と6月に相応の推薦書と証明書を送ってくれた（**図5.10**、**図5.11**）。同年に、Kramerと彼の家族は"ドイツ当局から移住証明書（Auswanderungsvermerk）"を受け取った。Kramerは1938年8月3日にドイツを後にし、家族は1938年11月のいわゆる水晶の夜（Kristallnacht）直後に彼を追った。異民族結婚のユダヤ人としてKramerは"ユダヤの

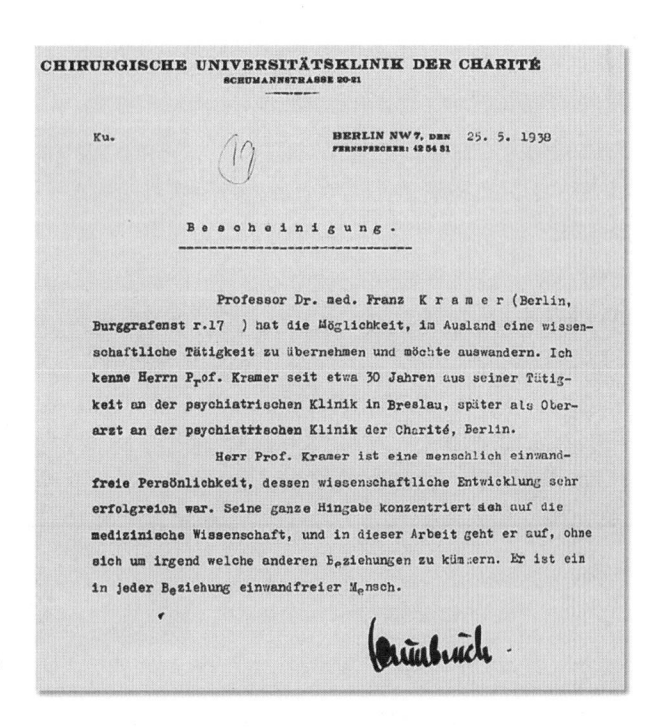

図5.10
1938年5月25日付けのCharité大学病院外科部長Ferdinand SauerbruchによるKramerのための推薦状

図5.11
1938年6月25日付けのBonhoefferによるKramer von vom 25.6. 宛ての推薦状

星"を付けなければならなかった（図5.12）、そして"占領されたオランダの領域のために治安警察とSDの司令官の管理下に置かれた"（図5.13）。

　まずは、ユトレヒトのH. C. Rümkeの所に働き口を見つけ、1940年3月1日オランダの医師国家試験を終えなければならなかった。しかしそれは"オランダの東インド（現在のインドネシア）で医療行為を行えるという許可にすぎなかった"。しかし、Kramerは熱帯での仕事には適していないとオランダの女性小児科医 Corneria de Lange（1871-1950）によって評価され、その後彼はアムステルダムにて神経科医として開業し1947年まで従事した。Focke[23]は

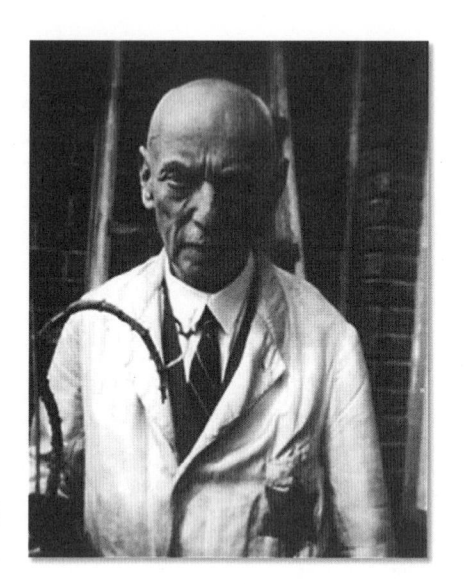

図5.12
1941年頃、アムステルダムにて精神科医として従事するFranz Kramer

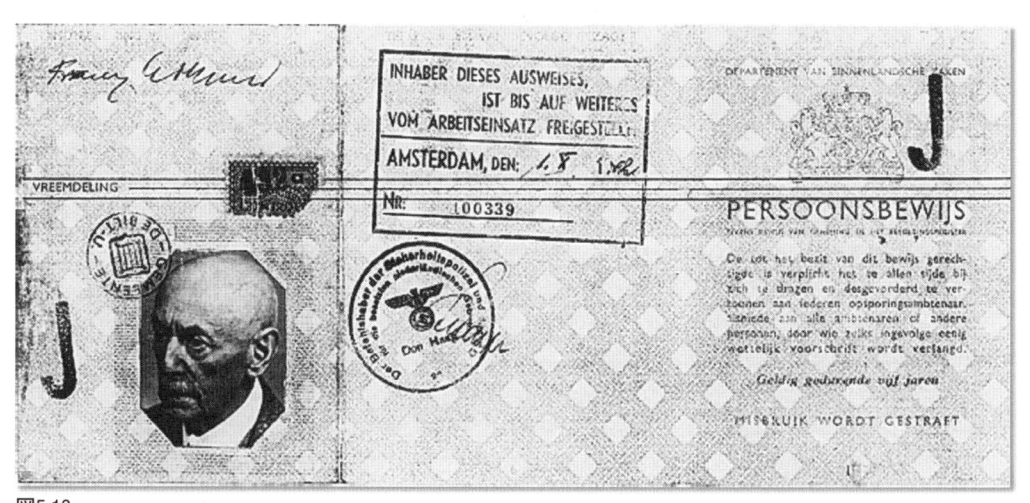

図5.13
Franz Kramer: ドイツ国家安全警察と諜報部のスタンプが押されたオランダでの身分証明書

BonhoefferからHerta Seidemann（1900-1984）に宛てた1947年10月25日の手紙を引用している。それには米国へ移住した元Charitéにて一緒に働いていたユダヤ人の女性共同研究者への報告で、KramerのJenaへの招聘が議論されているとあった。"KramerはJenaを深く考えることなく引き受けなければならないと思っていたのではと、Bonhoefferは考えていた。しかし彼はこれを敢えてしなかった"。その理由として、Kramerのドイツへの渡航は許可されていただろうが、反対にアムステルダムへの逆戻りはない。この時期、Kramerは常時経済的援助に頼っていたが、1947-1951年まで"精神病質者"の病棟に職を得、かつ連邦補償法による配当金によって状況は変わった。1951-1957年まで彼はDen Dolderにて医師として働いた。この時期におけるいくつかの論文発表が、彼の変わることのない学問への興味を表している[88-90]。1967年6月29日に彼は死没するが、それまで彼は家族を思い、高齢に至るまで教養があり、多方面に興味を示した人間として通っている。

専門家からのFranz Kramerに対する唯一の追悼の辞はHerman Stutte（1902-1982）の筆によるもので、1967年、Acta Paedopsychiatricaに掲載された。Stutteは以下のように書いている。

Prof. Dr. Franz Kramerの思い出　In memoriam Prof. Dr. Franz Kramer

ドイツ青少年精神医学協会は同交流会員であり、ベルリンから戦争前に早くオランダに移住し1967年6月29日、89歳にてBilthovenにて亡くなったProf. Dr. Franz Kramerの死を悼む。

Prof. Kramerは第一次世界大戦後に出版された数多くの研究の中で児童の躾教育困難状態、青少年の適応障害を多次元的で折衷的な臨床的側面から解明しようと努めている。Ruth von der Leyenと共に行った彼のいわゆる"情動欠如"児童における長期的研究において、幼児期における性格発展には不都合な躾教育や保護育成事情が明らかに影響していると指摘した最初の一人である。これは後の問題改定者によりほとんど注目されることがなかった認識である。Prof. Kramerはさらに躾保護の改革、知的障害児の治療教育やドイツにおける青少年犯罪者の心理学的方向からの司法処置に多大なる功績をあげた。

彼は1932年、経験を積んだ臨床家の確かな目でもって、Pollnowといっしょに早期児童期のあの特有な"多動性症候群"を明らかにした、この症候群はこの二人の著者により命名されたものであり（Kramer-Pollnow-Syndrom）、この疾病論的位置づけは今日までいまだなお完全には解明されていない。Kramerは質の高い神経学者であり、神経学教科書（v. Bumke-Förster）の中で脊髄疾患の一般症候学についての章を書いている（1937年）。

欧州の児童精神医学は、神秘的（黙示的な）な時代状況によってこの学問のさらなる発展が妨げられ、また受けて当然である評価が与えられないままであったこのパイオニア（先駆者）を栄誉と感謝の念でもって想起するいかなる理由もある[134]。

Isidor Fischer（1932-1933）の補遺と補足付きの傑出した医師達の伝記事典を出版するという彼の記念碑的仕事の枠内で（Band I: Aba-Kom. Georg Olms出版、Hildesheim, Zürich, New

York 2002）、Franz Kramerについての今日的な報告に関しても彼が努力したことは、リューベックの医師であり、医学史家であるPeter Voseinckelのお陰である。これについて広範にわたって調査したVoswinckelの差し当たってのテキストを第二巻の出版（Kon-Zweig）がなお不確定であることから、ここに文字通り（コピー）に付け加えておく。

　Kramerとは異なり、Hans Pollnowに関する資料状態は乏しくかつ不完全である。ベルリン

> **Kramer, Franz,** Neurologe in Berlin, * 24.4.1878 in Breslau; †29.6.1967 in Utrecht (89).
>
> (11,817) Auf Grund des "Gesetzes zur Wiederherstellung des Berufsbeamtentums" verlor K. im November 1933 seine Lehrbefugnis an der Universität Berlin und schied aus der Charité aus, wo er zuletzt als Stellvertreter >Bonhoeffers und Leiter der Poliklinik gewirkt hatte. Er fand vorübergehend eine Tätigkeit am Rudolf Virchow Krankenhaus und führte unter erschwerten Bedingungen seine Praxis in Berlin-Tiergarten weiter. Das Erscheinen seines Beitrags im Handbuch der Neurologie von >Bumke/Foerster 1937 konnte nicht darüber hinwegtäuschen, daß sich die Situation in Berlin weiter zuspitzte. Unter tatkräftiger Vermittlung von >Bonhoeffer und >Sauerbruch gelang ihm in August 1938 die Auswanderung in die Niederlande, seine "arische" Frau und zwei Kinder folgten nach dem Novemberpogrom 1938 nach. Im März 1940 erwarb K. das niederländische Arztexamen. Nur mit Unterstützung von Freunden konnte die Familie die Besatzungs-und Nachkriegszeit in Utrecht überstehen, zum Teil im Untergrund. Der Versuch einer Praxiseröffnung in Amsterdam scheiterte an der ausgeprägten anti-deutschen Stimmung. K. wurde wissenschaftlicher Mitarbeiter des "Rijksasyls voor Psychopathen" und arbeitete bis etwa 1958 in der psychiatrischen "Willem Arntsz Stichting". Seine letzten Publikationen erschienen in der Ned Tijdschr Geneesk, darunter eine der ersten Arbeiten über das Karpaltunnel-Syndrom ("Die partielle Daumenballen-Atrophie", 74: 245-260, 1955). Seinen Lebensabend verbrachte er in Bilthoven. (Sein Sohn Karl war Botanik-Professor in Zürich, die Tochter Gabriele Ärztin in den Niederlanden). Das 1932 von ihm beschriebene "Hyperkinetische Syndrom" trägt bis heute den Namen "Kramer-Pollnow-Syndrom". Sein "Lehrbuch der Nervenkrankheiten" erschien in spanischer Übersetzung (Barcelona 1932). Zusätzlich zu seinem Renommee als Neurologe und Elektrophysiologe erwarb K. große Anerkennung als Kinderpsychiater und Reformer der Erziehungsfürsorge. Er war Mitbegründer des "Deutschen Vereins zur Fürsorge für jugendliche Psychopathen" und Mitherausgeber der "Zeitschrift für Kinderforschung". 1937 gehörte er dem "Ehrenkomite" des "Internationalen Kongresses für Jugend-Psychiatrie" in Paris an. Von seinen monographischen Werken sind zu ergänzen: "Symptomatologie der Erkrankungen des V, VII, IX, X, XI und XII Hirnnerven" (im Hdb Neurol Bumke/Foerster, Bd. 4) Berlin 1936; "Allgemeine Symptomatologie der Rückenmarkserkrankungen" (ebenda, Bd.3) Berlin 1937;
>
> Prof. Dr. P. Voswinckel
> IMWG, Univ. Lübeck
>
> Literatur: Univ.-Kurator, Personalia K 294. Archiv Humboldt-Universität; Wer ist's? 10. Ausgabe. Berlin 1935, S. 877.; Nekrolog: Acta Paedopsychiatrica 34: 182, 1967 (H. Stutte).; K.J. Neumärker: Der Exodus von 1933 und die Berliner Neurologie und Psychiatrie. Charité Ann 8: 224-9, 1988.; Auskunft des Landesverwaltungsamtes Berlin, Entschädigungsbehörde.; Monatsschr Psychiatr Neurol 87: 252, 1933; Fortschritte der Therapie 12: 521, 1936; Zeitschrift für Kinderforschung 44: 307, 1935; Pflügers Archiv ges Physiol 242: 234, 1939; Quellenmaterial aus Familienbesitz [Dr. R. Matthijsen [Schwiegersohn], Oss/Niederlande]; darunter Schreiben von K. Bonhoeffer an Herzog Adolf Friedrich zu Mecklenburg (8.11.1937), F. Sauerbruch an den Kultusminister der Niederlande, Slotemaker (11.5.1938); Herzog Adolf Friedrich zu Mecklenburg an Kultusminister Slotemaker (28.6.1938).. [Portr Schriftenverz.];

Kramer, Franz、ベルリンの神経学者、1878年4月24日ブレスラウに生まれ、1967年6月29日ユトレヒトに没す[89]。
"職業官吏制度の復興のための法律"に基づいてK. は1933年11月にベルリン大学での教授資格を失い、最近まで、Bonhoefferの代理を務め、総合外来のチーフとして働いていたCharitéを退職した。彼は一時的にRudolf Virchow病院に職を得、極めて困難な条件下でBerlin-Tiergartenにおいて続いて診療も行った。1937年のBumke/Foersterによる神経学のハンドブックでの寄稿は、ベルリンでの状況はさらに切迫していたことについて欺くことは出来なかった。BonhoefferとSauerbruchの巧妙な仲介によって、K. は1938年8月にオランダへの移住に成功し、彼の"アーリア系"の妻と二人の子ども達は1938年の11月の迫害（ユダヤ人に対する）後に後を追った。1940年3月、K. はオランダの医師試験に合格した。友人たちの援助のみで家族は占領時代、ある時には地下生活をして戦後の時代をユトレヒトにて生き抜いた。アムステルダムでの医院開業の試みは当然、反ドイツの叫びにて挫折した。K. は"精神病質者のための国立収容所（Rijksasyls voor Psychopathen）"の共同研究者となって、およそ1958年まで"psychiatrischen Willem Arntsz. Stichting"にて働いた。彼の最後の刊行物はNed Tijdsch Geneeskで出版された。その中にはKarpaltunnel-Syndrom（"拇指球の部分萎縮"、74: 245-260, 1955）についての最初の研究の一つがある。彼はその晩年をBilthovenで過ごした（彼の息子KarlはZürich大学の植物学教授であり、娘のGabrieleはオランダで医師になった）。1932年、彼が書いた"多動症候群"は今日まで"Kramer-Pollnow-Syndrom"の名前を担っている。彼による"神経疾患の教科書"はスペイン語に翻訳されて出版された（バルセロナ、1932）。さらに神経学者、電気生理学者としての名声のため、K. は児童精神医学者、躾教育の改革者としての多大な評価を獲得した。彼は"青少年精神病質教育のためのドイツ協会の共同創設者"であり、"児童研究雑誌"の共同編集者でもあった。1937年にはパリでの"青少年精神医学国際会議の名誉委員"になっていた。彼の単行本や著作のうちに付け加えるべきは、"第5, 7, 9, 10, 12脳神経罹患の症候学"（Bumke/Foerster, 神経学ハンドブック、第4巻）ベルリン 1936、"脊髄罹患の一般症候学"（上記、第3巻）ベルリン 1937.である。

Prof. Dr. P. Voswinckel IMWG, Univ. Lübeck

のフンボルト大学の文書館には[7]、1927年12月10日医師国家試験に通った後、1929年3月11日の教授資格試験の申請、全成績"優（sehr gut）"の1929年3月29日の口頭試問（"Colloquim"）や試験官Bonhoeffer、Fritz Strassmann（1858-1940）－法医学－、Martin Hahn（1865-1935）－衛生学－並びに22ページにわたり印刷された"喘息の精神療法について"の学位論文とPollnow自身による履歴書などが添えられたプロトコールなどがある。これらは差し当たって（Pollnowに関する）人物についての唯一の証言であるため、これを以下に文字通り再現する。

1902年3月7日、私は眼科医Dr. Leo Pollnowの息子としてKönigsberg i. Pr.に生まれ、Collegium Fridericianumの学校に通い、そこで1920年の復活祭に卒業試験を終えました。ミュンヘン、ハイデルベルク、ケーニスベルクで哲学と医学を学び、1923年の復活祭にハイデルベルクにて医学部教養部の試験を合格、1925年の復活祭にケーニスベルクにて哲学博士の資格を得、1926年の夏、医学部国家試験を終えました。私の実地修練はベルリンCharitéの第二内科（科長：枢密顧問官 Prof.Dr.Kraus）で、その後、Charitéの第一内科（科長：枢密医学部顧問官 Prof.Dr. His）、ここで、私講師 Dr. Petow氏の勧めでこの仕事に従事しました。1927年12月10日、私は医師となり、以来私はCharitéの精神神経科（科長：枢密医学部顧問官 Prof. Dr. Bonhoeffer）にて見習い助手（インターンに匹敵）として働いております。

Pollnowの生誕地、Königsberg i. Pr.は1255年ドイツ修道会により築かれた。1257年から92年に宮殿の建築が行われ、1325年から1572年までケーニッヒスベルクのドームの建築が行われた。1807年、"プロイセンの廷臣"はナポレオンからそちらの方へ逃れて行った。ここからvom und zum Reichsfreiherr帝国直属の男爵 Heinrich Friedrich Karl（1757-1831）、Hardenbergの領主 Karl August（1750-1822）、フンボルトの男爵 Karl Wilhelm（1767-1835）達がプロイセンのため改革努力を始めた。ケーニッヒスベルクは"世界市民共和国"[103]と見なされて1945年に滅ぼされ、1946年にMichael Iwanowitsch Kalinin（1875-1946）により命名された。彼はLeninとStalinと緊密な中にあった。1912年からPrawda紙の第一編集者であったが、1919年から1946年までソビエト共和国の元首であった。Kaliningradは今日ロシアの領土である（Oblast）。なお、ケーニッヒスベルク時代にPollnowはすでに彼と同じく博士号を持っており、当時のケーニッヒスベルク大学の精神神経科の科長であり"枢密顧問官のProf. Dr. E. Meyer"の所で統合失調者における筆跡研究についての論文を書いていた女性研修医と結婚した[119]。

公文書によると、Pollnowは1927年12月1日付でBonhoefferの教室の"見習い助手"として就職し、とりあえず1932年11月1日から1933年4月30日までBonhoefferの申請によりCharité当局からフリーの員外助手の口が与えられた。事務局が言うには、"雇用関係は特別な解雇通知なくして、1933年4月30日で自然消滅する"ということであった[8]。契約の時間的流れと、Pollnowが1933年3月31日付の職業公務員制度の復活のための法律の発令後に"非アーリア人"

として教室員の立場を直ちに離れ、1933年5月、妻とともにパリへ移住して行ったという事実は、強烈な印象でもって当時のユダヤ人の共同研究者達の事情を明らかにしているが、これはCharitéに限らなかった。彼は、Eugen Bleuler（1857-1939）の弟子であり、Zürichで働いていた神経学者であり脳研究者のMiecysslaw Minkowski（1884-1972）の弟である1886年生まれのフランス人精神科医Eugéne Minkowskiのもと、医師免許のない（！）研究助手として、パリで重篤な児童のための観察並びに治療教育施設という"わずかの給与"の就職口を見つけた。彼は妻であるLucieとともに哲学書のテキストやフランスの哲学者Nicolas de Malebranche（1638-1715）のテキスト並びに"Descartes et la philosophie"というタイトルのテキストのドイツ語への翻訳、文学活動、フランス人作家 Honoré de Balzac（1799-1850）の小説のドイツ語翻訳などによっても糊口の資を得ていた。これらの仕事は1938年パリの出版社Alcanから刊行された。

1936年5月20日、彼はパリから2ページにわたる手紙にてKarl Jaspers（1883-1969）に相談し、自らの現況を報告している。彼は1921-1923年にわたってJaspersの所で終えた哲学研究に関する推薦状をお願いしている。Jaspersは1936年5月23日、直ちにハイデルベルクから以下のような文章で返答をくれた。

証明書
"Dr. Hans Pollnow氏は1921年から23年の間、私の哲学ゼミナールに参加し、哲学と経験的心理学についての講義を聴講されました。後に、彼は現在進行中の研究についての情報を与えてくれました。彼の数々の刊行物は学問的価値があります。私はPollnowは真摯に研究し、向学心旺盛な知的人間として個人的に存じております"[9]

支援を願ってPollnowは彼の当時の上司であり、退官間際にあったBonhoefferにも相談している。外国との郵便物交換が禁じられていたにもかかわらず、Bonhoefferは1938年3月28日に以下のように書いている。

"Dr. med. et phil. Hans Pollnow氏は、私が主宰している教室に1927年12月1日修練医師として入局し、1932年11月1日に助手として雇用されました。彼は独立して1年間、児童病棟を管理して多年にわたり青少年局で働き、青少年法廷の専門家として青少年犯罪や異常性格児童の保護に学問的かつ実務的にかかわる機会を何度も持ちました"

Bonhoefferはこの推薦状でもってPollnowの経歴と多種の学問的能力の概略を述べている。Pollnowの刊行物のうち表情学に関する広い才能を示す研究が注目に値する。これは性格学年報の1928年版に掲載された[11]。この研究において彼は自らの哲学的、自然科学的、医学的基本理解を検証している。論文は二部に分かれており、アリストテレスの症候論にまでさかのぼる

問題史の中で、Pollnowは啓蒙（主義）における表情についての包括的、かつ比較的展望、疾風怒濤からロマン派の象徴的表現に至るまでの時代における表情学を提示している。論文の第二部でPollnowは人間の表情の体系化と方法論を描いており、この場合、彼はLudwig Klages（1872-1956）の、特に表情運動、すなわち"運動表情学"に関しての研究に対して分析的、批判的に議論している。Pollnowによる表情領域の一般的性格描写は"身体と心の関係"を扱っている。これは"合理的認識では捉えられず、比喩的描写によってのみ説明される"という言説であり、"症状、表情、相貌学、象徴的表現によって代表される個々の独断的側面を批判的ゆえに、対象にかなった表現科学において個別化してそのままにしておくのではなく、より高い統一の観点にまで止揚するべきであろう"という彼の研究の結果において頂点に達する。

　1929年の気管支喘息の精神療法についてのPollnowの学位論文[112]は副題で説明されているように、"これまで刊行された症例研究の批判的検証"である。結果として精神療法的方法、その適応、メカニズム、成果が記述されており、同年により広範に世間に紹介された[114]。1929年、PollnowはDanzigにて1929年5月23-25日まで開催されたドイツ精神医学協会年次集会においてNervenarzt[113]を報告している。Bonhoefferはこの1891年に創設された協会を、1920-1923年、1924-1930年、1931-1934年に座長として主宰した。1934年5月、"帝国内務大臣の希望"[22]で、1907年創立された"ドイツ神経医学会とドイツ神経科医・精神科医学会"との政治的意図の強制合併が行われた。その時から座長は"帝国チェアマン"と称されるErnst Rüdin（1874-1952）であった。ドイツ神経科医・精神科医学会（DGNP）の新しい"帝国管理者"にはPaul Nietscheが任命された（1876年-死刑の判決、1948年、彼が積極的にT4－安楽死－運動に関わったため）[33]。

　Pollnowの学会報告には個々の講演を見ると、統合失調者の病院依存（Hospitalisierung）や彼らの早期退院のために"開放的処遇による継続的治療的関与"が不可欠であることに関して、当時の病院の状況や社会的諸問題が反映されている。Pollnowは"民族衛生学に関する問題"は、国民の教化、精神医学的結婚相談、また場合によっては断種術により考慮されねばならない、とし、"他の点では過大評価されてはならない"と、このテーマについての講演や副講演を評価している[113]。会議はBonhoefferの共同研究者によって優先されていることが演者のリストから見てとれる。精神医学のテーマについてはThiele、Heinrich Christel Roggenbau（1896-1970）、Heinrich Schulte（1898-1983）、Jürg Zutt（1893-1980）らが講演し、神経学の演者は具体的経験的成果を提示した。たとえばKurt Albrecht（1894-1945）は循環系と大脳、Creutzfeldtは偽硬化症と水晶体の核について、Kramerは血管と脳の発育について講演し、並びにPaul Jossmann（1891-1978）は眼球運動についての"フィルム映画"を提示した。

　この1年後に、Pollnowは再び学会の一報告を提出する。これは1930年4月26-29日までBaden-Badenにて開催された[115]第4回一般医師のための精神療法学会であった。学会の主たるテーマは強迫神経症であった。おそらく今日でもまだ現実的なものとして評されるPollnowのコメントは、"学会のすべての発表を批判的に検証してみると、精神療法を行っている医師達の学問

的立場は診断学を鍛えるために、臨床の即物的経験との触れ合いや、また－精神科学に目を向ければ－事実教育と概念的教育の連帯と厳格さが彼らに欠けている限りでは幾重にも疑わしいものであるという、直接的印象が確認される。歴史的領域の広がりと同様に自然科学的精確さからも遠ざけておく術を心得た立場で理論付けすることはいかに気楽なことだろうか。このことは同じくその誰もが独自のシステムを代表している部外者 Abseitigeについて言えるだけでなく、また特に組織として完結した行動をする諸学派の信奉者についても当てはまり、その諸派のうちFreud、Adler、Jungに次いでStekel*9派の学者が、数の上でも理念的にもこの年の学会を規定していた。ただ、治療時間の短縮や医師の態度の活発化への要請の声が大きかったが、この要請は少なくとも現実に適合した実務への一つの転換の症状として評価できる"としている。

　1931年に発行された心身問題[117]（Leib-Seele Problem）についての寄与は、再度自然科学的関心に関してだけではなく－ここでは"精神と身体の相関"のこと－であるが、また哲学的基本的理解についてPollnowの印象的な専門的知識を証明している。伝統的な学説とは関係なく、Pollnowは人類、"人"に必ず跳ね返ってくる問題の方法的、範疇的、経験的問題提起を系統化している。

　精神医学・神経疾患のベルリン学会の報告は、定期的に全神経学・精神医学中央誌Zentralblatt für die Gesamte Neurologie und Psychiatrieに掲載された。1931年3月9日の会議で、Pollnowは"虚言症・作話 Pseudologieを伴った児童期の躁状態像"についてなどを報告した。これは"母親と母側の祖母が性格的に循環病圏に属しているCharité精神科の児童病棟にいる12歳の女の子"であった。患児の行動は"過活動性の気質にて規定され、活動性、やる気旺盛"を示していた。さらに異常な注意転導性があり、その為学校の成績は下がり、さらに騒々しい性格が見られた。特に、数週間の間隔で繰り返し出現し、二、三日に亘る活発さの亢進などの異常はすでに6歳の時から明らかであった。

　Pollnowは"その発症と結末から時間的に正確に区別され、欠陥を残すことなく治癒に至る経過をこの年代では非常にまれな躁病相として分析し、病相は発陽性性格体質を基底として展開していた"。彼は、"これは周期的に観察される行動の動揺に際しても躁病側への増悪であった可能性があり、注目に値するのは明らかに躁障害と関連した空想に満ちた虚言、作話の湧出である"[116]と、述べている。

　Pollnowのこの症例記述は、内容的には1921年以来KramerによるCharité精神神経科の児童病棟の創設、1927年からはPollnowとともに集めた"児童期多動状態像"の症例の中に含まれており、この症例についてはKramerとPollnowがすでに1930年6月16日ベルリンの学会にて、1931年、さらに症状像や経過を巡ってブレスラウのドイツ精神医学協会の年次大会で報告し

---

*9　Wilhelm Stekel（1868-1940）：AdlerとともにFreudの弟子に属し、精神分析家であり性科学者である。Zentralblatt für Psychoanalyseの編集に携わった。

た。そして1932年、次章の対象課題であるあの記憶に残る発表が両人によって行われた。

　1933年、パリへ移住して以来最近までこれ以上の履歴上の参考事項はなかった。1940年当時のフランスによるドイツ占領や戦時、戦後の数年間は適切な情報が阻止された。ところが、古い文書類によれば[9]、1947年5月4日にPollnowの二番目の妻LouiseがJaspers宛ての一通の手紙にて報告し、それによって情報の間隙が埋まった。それによると、Pollnowはいまだフランス軍の一員であるが、彼はイギリスで行動しているCharles de Gaulle（1890-1970）の所へ行く決心がつかずに復員させられ、1943年2月、南フランスへ飛び、そこでGestapo（ドイツ国家秘密警察）により捕らえられ、Bordeauxで拘留された後、Mauthausenの強制収容所（KZ）へ移送された。1943年10月21日、そこで処刑された。

　KramerとPollnowは、もっぱら青少年精神医学的問題に取り組んでいたわけではなかった医師や研究者層に属する。それでもなお、彼ら、特にKramerは、当時支配的であった青少年における精神病質をはるかに超え、精神病質体質へと至った重要な学問的刺激をその専門領域に与えた。彼らによって命名され、今日の注意欠陥性多動性障害（ADHS）の基本的特徴を備えている児童期の多動性罹患症候群、すでに早期に認められる予後追及の必然性と意義、素質と環境（相対的）価値、つまり"躾教育と世話"、診断と予後のための"成長過程"の影響並びに詳細なる症例記載などがテーマであり、これらのテーマは現実に（現実の問題として）おいて何も失われておらず、現在辞書などの著作において読まれ、あるいは専門家によって（専門）書の中で論じられている。

補遺 1

　Carl Wernickeは1848年5月15日、北部シュレージエン Oberschlesienの小さな町Tarnowitzに生まれ、ブレスラウで医学を学び、1870年学位を取得し、1871年4月1日、Heinrich Neumann（1814-1884）により管理、率いられているブレスラウのAllerheiligen Hospital諸聖人病院の精神病院の助手として就職した。Wernickeは、1869-1889年までベルリンCharitéの精神神経科の科長として、1875年からはWilhelm Griesinger（1817-1868）の後継者であるCarl Westphal（1833-1890）の助手になる。Westphalの所で1876年に教授資格を得る。Charitéの執行部[108]との争いのために彼は1878年Charitéを去り、私講師、すなわち実地神経科医としてベルリンで働くが、1885年ブレスラウへの招聘が舞い込む。そして1904年までのほぼ20年間、彼はそこで働く。自生観念 autochtone Idee、優格観念 überwertige Idee、記銘力 Merfähigkeit、解釈妄想 Erklärungswahn、不安神経症 Angstpsychose、運動精神病 Motilitätspsychose、幻覚症 Halluzinose, Presbyophrenie（Wernicke-Demenz ウェルニッケ認知症）などの導入、もしくは記載による精神医学、脳性片麻痺（Wernicke-Mannscher Prädilektionstyp、ウェルニッケーマンの好発型）、急性出血性灰白性上部脳炎（Wernicke-Enzephalopathie ウェルニッケ脳症）、触角まひ（Tastlähmung）の記載など神経学における

Wernickeの貢献は意義深い。脳疾患の3巻の教科書、とりわけ精神医学概説[139,140]のような書籍の出版は、Wernickeが精神医学や神経学における運動障害を尽きることなく示してくれた思考の世界や了解への認識を与えてくれている。Wernickeにとって神経学的運動障害は、運動（Motilität）の障害であり、精神病の障害は運動性あるいは精神運動性障害である。彼は表情運動、反応運動、率先運動、表現運動のような種々の運動を鑑別し、記述し、精神運動性変化を無動（状態）、運動過多、運動錯誤などに亜系分類した[91,108]。彼が最初に記述したのは第32講義における"急性精神病"についての概説の第3部において産褥期や"月経に起因する多動性運動精神病"並びに精神運動性多弁衝動、舞踏病性運動衝動、困惑性運動不穏あるいは多形性運動衝動などの諸症状である。Wernickeは自らの立場を以下の様に一般化している。"そしてあなた方が多くの精神病を実際に多く見て、その症状を知れば知るほど、結局それだけ運動以外のものは何も見ることも観察することもないし、精神病の病理はすべてその運動行動の特異性以外の何物にも存在しないことを確信されるでしょう。この運動が言語運動ならば、この事実のみがその他のすべての運動の時のように非常に捉えやすく、目に入りやすく我々の前に立ちはだかる"[139]。この背景からすると、Wernickeの論文発表の範囲内での共同研究者、まず1897年、Wernickeの教室の助手としてBonhoefferによる舞踏運動とその上小脳脚（Bindearm）への脳局在的位置付け（Bindearm-Chorea）についての最初の研究、Wernickeの所でのOtfrid Foersterの教授資格論文、健康者、神経疾患、精神疾患における共同運動に関する発表[24]、同じくFoersterによる"運動精神病と投射系の罹患についての比較観察"[144]というテーマで1903年8月10日にブレスラウでの私講師として教授資格論文のための就任講演から、Hugo Liepmann（1863-1925）による大脳疾患における行為の障害に関する論文[100]に至るまでを世に出したことは驚くに当たらない。Foersterの追悼文を書いた折に、ブレスラウにおける彼の後継者であるVictor von Weizäcker（1886-1957）はWernickeによるこれらの構想創出すべてをFoersterを例にとって"運動の構造"という言葉でもって定式化した[138]。

　ブレスラウの省庁との論争は、1904年にWernickeがHalleへの招聘を受け入れるきっかけとなった。しかし、そこでは彼のその後の大学での臨床研究の枠内ではほんのわずかの期間しか残されていなかった。1905年6月15日、彼はテューリンゲンの森での自転車事故がもとで亡くなった[30]。Wernickeの精神医学や神経学への影響については彼の弟子達、たとえば1905年、Karl Kleist[34]、Hugo Liepmann[101,102]あるいはPaul Schröder[129]が報告している。また、たとえばWernicke没後50年あるいは60年に、1955年Walter Gruhle（1880-1958）[29]、あるいは1966年Karl Leonhard[93,94]によりWernickeの専門領域への歴史的、同時代的影響について論述された。彼による記述や彼の著作との構成的論争は、現在も"Wernicke-Kleist-Leonhard精神医学派"内で相変わらず続いている。

補遺 2

　Karl Bonhoefferは1868年3月31日、ビュルテンベルクのNeresheimに生まれた。1887年より、彼はテュービンゲン、ベルリン、ミュンヘンにて医学を学び、1890年、テュービンゲン大学の生理学者 Paul Grützner（1847-1919）の所で博士号を得た。Wernickeを良く知り、欠員のある助手のポジションを自由に出来た彼の博士号指導教授の仲介にて、Bonhoefferは1893年1月2日からこの教室の共同研究者になった。この一歩でもってBonhoefferにとってもWernickeの所で精神医学、神経学の領域にて生涯に亘るキャリアが始まった。若き助手 BonhoefferはWernickeの考えや研究の仕方からひらめきを得ただけではなく、Wernickeの研究方法を受け継ぎ、それを自らの臨床研究やその実施において発展させた。これには患者の綿密な診察、文献の整理、精神病理学的、あるいは神経学的所見の解釈が含まれる。これらは大脳の解剖、精神的ー、精神病理学的、かつ神経学的所見の原因ー作用ー、もしくは構造ー機能ー分析の意味での個々の大脳部位への脳病理学的ー自然科学的関係付けと全く同じである。

　Wernicke、Bonhoeffer、Kramerもまた、当時の社会情勢に気付いていなかったわけではない、彼らにはブレスラウやシュレージエン地方の人々（の状況）は白日の下にあった[20]。貧困、栄養不良、感染性疾患、子どもの死亡率、アルコール依存、社会性の障害、犯罪、悪化した居住状況などが人々の間、特に精神病者においてブレスラウのみならずさらに広く拡大していた。Wernickeがブレスラウの"精神病院 Irrenanstalt"の精神病患者の生活環境の改善のための積極的介入の際の、"戦艦のためには即座に12,000,000（マルク）の投入が認められるのに、対して病院にはたった1,000,000（マルク）しか計上されない"、という言葉は、彼にとっては大学におけるだけでなく、政治的結果と論争を引き起こした。Bonhoefferは就任後直ちに60床の病棟を引き受けた。こうしてBonhoefferによって昼夜問わず世話をした患者はこういった状態の一つの好例であった。アルコールの消費はWernickeによって記述された"アルコールによる狂気"の後遺状態を見逃すほど、際限がないように思えた。火酒やリキュールの生産はシュレージエンの全地方にわたって広まっていた。しかし生産の拠点は疑問の余地なくブレスラウであった。教授資格論文としてBonhoefferに"アルコールによる狂気"の病像を包括的に分析し、記述すべく要請したのがWernickeであった。1898年に著書の形で"アルコール譫妄患者の精神状態の臨床研究"という（研究）結果が出版された。1811年に創設されたブレスラウの名誉あるFriedrich-Wilhelms-Universitätの私講師としてBonhoefferは招聘され、師Wernickeの所での時代は終わった。Bonhoefferは職務の上でも、また個人的にも新しい方向を目指した。彼は5年間、ブレスラウ市の犯罪を犯した精神病者のための観察病棟の長を引き受けた。1898年3月5日、彼は1876年12月30日にKönigsbergに生まれ、ブレスラウで働いていた神学の教授 Karl Alfred von Haseの娘であるPaula von Haseと結婚する。Bonhoeffer家の8人の子どものうち7人はブレスラウ生まれであり、1906年2月4日には双子のDietrichとSabineが誕生する。臨床的、学問的経験と多くの専門刊行物のため、Bonhoefferはプロイセンのいず

れかの大学の講座（主宰）者の候補者と見られていた。1903年、彼はケーニッヒスベルクへ招聘され、その後間もなくハイデルベルクへの招聘を受け入れる。そして1904年10月1日、Bonhoefferは師匠の後継の正教授としブレスラウに戻っている。師WernickeはHalle大学へ招聘されて行った。1907年、Bonhoefferはブレスラウ大学の精神－神経科の新設を果たすことが出来た[107]。彼の専門的、学問的キャリアの頂点と見られているのが疑問の余地なく症候性精神病の記述である。彼が最初にある講義の枠内で1908年10月16日、1803年に創立された伝統ある"祖国文化のためのシュレージエン協会"にて論じたテーマは1908年、ベルリン臨床週刊誌Berliner Klinischen Wochenschrift[15]に掲載され、1910年単行本として発刊された[16]。

補遺3

　Paul SchröderはKramerとBonhoefferとの関係、ドイツ児童青少年精神医学並びに精神医学と神経学との関係において重要な役を演じている。Ferdinand Gottlob Paul Schröderは1873年5月19日、小学校教師の息子としてベルリンに生まれた。彼は町の伝統あるギムナージュームの一つである、福音派の"Zum grauen Kloster"に通った。そして1891年にアビトゥアを終え、ベルリンのFriedrich-Wilhelms大学で医学課程に進学した。1897年には博士号を取得し、1900年までブレスラウのWernickeの所で助手医として働く。1901年、SchröderはハイデルベルクのEmil Kraepelin（1856-1926）の所へ移り、1903年、ケーニッヒスベルクのBonhoefferの所へ行き、1904年、再びしばらくハイデルベルクのFranz Nissl（1860-1919）の所で仕事をし、結局、Bonhoefferが彼をブレスラウに呼んだ。Schröderは1905年にBonhoefferの所で"慢性アルコール精神病について"という研究で教授資格を取った。1909年、ブレスラウ大学にて員外教授に任命された[10]。1912年、ベルリンへの移籍にSchröderも従うが、彼は同じ年にGreifswaldの講座を引き受けることになる。

　Schröderが1925年初頭までGreifswaldで仕事をした歳月は彼の学問的活躍と関係している。たとえば周期性精神病についての数々の意義ある発表[125]、あるいは脳腫瘍における多動性運動精神病に関する研究[126]、これらすべてにWernickeの後世への影響が認められる。また高等教育機関での活動では、1924年の大学学長の選挙があった。1925年4月1日付でSchröderはLeipzig大学の精神神経科の講座と精神科、神経科の科長を引き受ける。

　Schröderが1938年に退官するまでのライプッチヒ時代は、児童－青少年精神医学に対する後世までに亘る興味、関与、学問的活動により際立っている。AngermeyerとSteinberg[10]は、SchröderとLeipzigを"欧州児童－青少年精神医学の中枢"と呼んでいる。特筆する点としてSchröderは1937年7月にパリにて児童精神医学の国際委員会の最初の委員長に選出され、3年後には児童精神医学と治療教育ドイツ医学会の座長に選ばれた。1941年6月7日、Schröderは鼠径ヘルニアの手術後に突然亡くなった。

補遺4

1925年から1934年までSchröderの所で助手をしており（図5.14）、1926年精神病質の青少年のための総合外来と観察病棟の医長を引き受けている。1932年、教授資格試験に合格したHans Heinze（1895-1983）と共にSchröderは、Wieckが定式化したように[141]、精神医学的立場からものにした変種（abartig）児童の性格学についての研究を矯正教育者、心理学者、さらに特に法学者にゆだねるため、また上記の専門集団の人達に異常な行動様式の多種多様さを実務と理論的にしっかりと習熟させるために一冊の単行本を公刊した。今日われわれにとって意を汲むに難しい"変種、変質 abartig"という概念を、Wieckがさらに詳しく論じているように、Schröderは意識して使用した。というのも彼はこの概念でもって疾患といわゆる正常規範の平均からの大きな変異幅とを区別したからである。Schröderの児童－青少年精神医学の領域でのライプチヒでの臨床や研究の学問的かつメデイアを通じての成果は、1931年に"児童の性格とその変種性（変異性）"について刊行された書籍であろう[128]。Heinzeという名前とそのキャリアから国家社会主義的思想の全ての広がり、断種の実行、強制断種、T4運動、安楽死、児童や青少年の安楽死[13, 26]、Heinzeという人物と専門領域との明白な重苦しさで関わりあっていることなどが明白になってくる。1933年国家社会主義的ドイツ労働党（NSDAP）会員となったHeinzeは1934年、ポツダムPotsdamにある州立施療施設（LHA）の管理を引き受け、1938年からBrandenburg-GördenにあるLHAの管理も行った。1939年からはベルリンで講師であり、またT4鑑定者並びにNS（国家社会主義）安楽死法立法の共同委員でもあった。1946年、Heinzeはソビエト軍事法廷にて7年の拘留を言い渡され、1952年10月に釈放される。1953年から彼はMünster-MarienthalのLHA助手、1954年からニーダーザクセン州立病院 Wunstorfの青少年精神医学部門の管理者になる。そして1983年2月4日[31, 33]に没す。BenzenhöferはHeinzeと上述の状況について十分検証し公刊した[12, 13]。

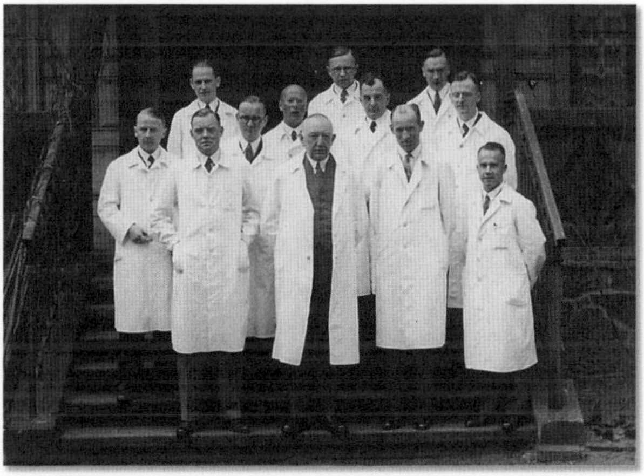

図5.14
1932年頃のライプチヒ大学精神・神経科の入り口前にて。前列中央にPaul Schröder、その右隣にErwin Gustav Niessl von Mayendorf（1873-1943）、左隣にHans Bürger-Prinz（1897-1976）、右隣（Schröderの右後方）にJohannes Suckow（1896-1994）、Suckowの右後方にJohannes Julius Schorsch（1900-1992）、Schröderの左後方にて眼鏡をかけているのはHans Heinze（1895-1983）。（人物記載に際して、ライプチヒ精神医学誌文庫のH. Steinberg博士に謝意を表す）

文献

1) Archiv der Humboldt-Universität zu Berlin, Med Fak, Urkunde Franz Kramer vom 2. 7. 1912. 1353, Bl 1
2) Archiv der Humboldt-Universität zu Berlin, Med Fak, Nervenklinik-Gutachten. Akte 38 - Prof. Kramer 1918-1922
3) Archiv der Humboldt-Universität zu Berlin: Bestand: Charité, Band 9/4; Blatt 93, 99, 120. Akte 39: Nervenklinik. Gutachter Prof. Kramer 1918-1922
4) Geheimes Staatsarchiv Preußischer Kulturbesitz, Berlin, Akte 2947: Reichsministerium für Wissenschaft, Erziehung und Volksbildung, Bl 12 ff
5) Archiv der Humboldt-Universität zu Berlin, Med Fak, Personalakte Prof. Dr. K. Bonhoeffer. Nr. 378, Bl 4 ff
6) Archiv der Humboldt-Universität zu Berlin, Med Fak, Bestand Nervenklinik Nr. 3. Schreiben der Charité-Direktion vom 2. 4. 1935
7) Archiv der Humboldt-Universität zu Berlin, Med Fak, 964: Hans Pollnow Meldung zur Promotionsprüfung, Protokoll, Promotionsschrift (Bl 94-99 ff)
8) Archiv der Humboldt-Universität zu Berlin, Med. Fak., Nervenklinik Nr. 12. Vorgang Pollnow
9) Archiv: Deutsches Literaturarchiv Marbach. Schriftwechsel Karl Jaspers, Zug Nr. 75.9130/Z
10) Angermeyer MC, Steinberg H (Hrsg) (2003) Bilder zur Geschichte der Leipziger Universitätspsychiatrie. Klinik und Poliklinik für Psychiatrie der Universität Leipzig. Leipzig
11) Beddies T (2004) Kinder in der Nervenklinik der Berliner Charité. In: Beddies T, Hübner K (Hrsg) Kinder in der NS-Psychiatrie. Schriftenreihe zur Medizin-Geschichte des Landes Brandenburg 10. Institut für Geschichte der Medizin, Berlin, S 109-124
12) Benzenhöfer U (2003) Hans Heinze: Kinder- und Jugendpsychiatrie und "Euthanasie". In: Arbeitskreis zur Erforschung der nationalsozialistischen "Euthanasie" und Zwangssterilisation (Hrsg Beiträge zur NS-"Euthanasie"-Forschung 2002. Fachtagungen vom 24. bis 26. Mai 2002 in Linz und Hartheim/Alkoven und vom 15. bis 17. November 2002 in Potsdam. Berichte des Arbeitskreises, Bd 3. Klemm & Oelschläger, Ulm, S 9-51
13) Benzenhöfer U (2003) Genese und Struktur der "NS-Kinder und Jugendlicheneuthanasie". Monatsschr Kinderheilkd 10:1012-1019
14) Bonhoeffer K (1897) Ein Beitrag zur Lokalisation der choreatischen Bewegungen. Monatsschr Psychiatr Neurol 1:6-41
15) Bonhoeffer K (1908) Zur Frage der Klassifikation der symptomatischen Psychosen. Berlin Klin Wochenschr 45:2257-2260
16) Bonhoeffer K (1910) Die symptomatischen Psychosen im Gefolge von akuten Infektionen und inneren Erkrankungen. Deuticke, Leipzig, Wien
17) Bonhoeffer K (Hrsg) (1922) Geistes- und Nervenkrankheiten. Handbuch der Ärztlichen Erfahrungen im Weltkriege 1914/1918, Bd 4. Barth, Leipzig
18) Busse F (1991) Gustav Aschaffenburg (1866-1944). Leben und Werk. Med Dissertation, Universität Leipzig
19) Castell R, Nedoschill J, Rupps M, Bussiek D (2003) Geschichte der Kinder- und Jugendpsychiatrie in Deutschland in den Jahren 1937 bis 1961. Vandenhoeck & Ruprecht, Göttingen
20) Conrads N (Hrsg) (1994) Deutsche Geschichte im Osten Europas. Schlesien. Siedler, München
21) Creutzfeldt HG (1920) Über eine eigenartige herdförmige Erkrankung. Z Neurol Psychiatr 57:1-18
22) Ehrhardt HE (1972) 130 Jahre Deutsche Gesellschaft für Psychiatrie und Nervenheilkunde. Steiner, Wiesbaden
23) Focke W (1986) Begegnung. Herta Seidemann Psychiatrin-Neurologin 1900-1984 ein biografischer Essay. Hartung-Gorre, Konstanz
24) Foerster O (1903) Die Mitbewegungen bei Gesunden, Nerven- und Geisteskranken. Fischer, Jena
25) Gagel (1941) Otfrid Foerster 1873-1941. Klin Wochenschr 20:799-800
26) Gerrens U (1996) Medizinisches Ethos und theologische Ethik. Karl und Dietrich Bonhoeffer in der Auseinandersetzung um Zwangssterilisation und "Euthanasie" im Nationalsozialismus. In: Bracher KD et al. (Hrsg) Schriftenreihe der Vierteljahreshefte für Zeitgeschichte, Bd. 73. München, R. Oldenbourg
27) Gerrens U (2001) Psychiater unter der NS-Diktatur. Karl Bonhoeffers Einsatz für rassisch und politisch verfolgte Kolleginnen und Kollegen. Fortschr Neurol Psychiatr 69:330-339
28) Gottwald W (1967) Hervorragende Vertreter der Breslauer Medizinischen Fakultät. Schlesien. Eine Vierteljahresschrift für Kunst Wissenschaft und Volkstum 12:70-77
29) Gruhle HW (1955) Wernickes psychopathologische und klinische Lehren. Nervenarzt 26:505-507
30) Heilbronner K (1905) Nekrolog C. Wernicke. Allg Z Psychiatr 62:881-897
31) Heinze H (1895-1983) - ein deutscher Kinder- und Jugendpsychiater im Nationalsozialismus. In: Castell R et al. Geschichte der Kinder- und Jugendpsychiatrie in Deutschland in den Jahren 1937 bis 1961. Vandenhoeck & Ruprecht, Göttingen, S 340-366
32) Homburger A (1924) Die heilpädagogische Beratungsstelle in Heidelberg. Z Kinderforsch 29:261-274

第 5 章　F. M. A. Kramer と H. Pollnow の生涯と業績

33) Klee E (2003) Das Personenlexikon zum Dritten Reich. Wer war was vor und nach 1945? Fischer, Stuttgart
34) Kleist K (1905) Nachruf Carl Wernicke. Münch Med Wochenschr 52:1402-1404
35) Koch JLA (1891) Die psychopathischen Minderwertigkeiten. Maier, Ravensburg
36) Kolle K (1964) Genealogie der Nervenärzte des deutschen Sprachgebietes. Fortschr Neurol Psychiatr 32:512-538
37) Kramer F (1902) Muskeldystrophie und Trauma. Monatsschr Psychiatr Neurol 12: 199-209
38) Kramer F (1906) Die kortikale Tastlähmung. Monatsschr Psychiatr Neurol 19: 129-159
39) Kramer F (1907) Elektrische Sensibilitätsuntersuchungen mittels Kondensatorentladungen. Habilitationsschrift, Breslau
40) Kramer F, Stern W (1908) Psychologische Prüfung eines elfjährigen Mädchens mit besonderer mnemotechnischer Fähigkeit. Z Angew Psychol 1:291-312
41) Kramer F (1909) Die spinale Kinderlähmung. Fortbildungsvortrag. Med Klin 52: 1-10
42) Curschmann H, Kramer F (Hrsg) (1909) Lehrbuch der Nervenkrankheiten. Springer, Berlin (Zweite Aufl 1925, span. 1932)
43) Kramer F (1912) Wirbelsäulenverletzung und hysterische Lähmungen. Vortrag Medizinische Sektion der schlesischen Gesellschaft für vaterländische Kultur zu Breslau 1. 12. 1911. Berlin Klin Wochenschr 49: 138
44) Kramer F, Selling L (1912) Die myotonische Reaktion (myographische Untersuchungen). Monatsschr Psychiatr Neurol 32:283-301
45) Kramer F (1913) Die funktionellen Neurosen in der Poliklinik. Charité-Annalen 37:116-133
46) Kramer F (1913) Intelligenzprüfungen an abnormen Kindern. Monatsschr Psychiatr Neurol 33:500-519
47) Kramer F (1915) Lähmungen der Sohlenmuskulatur bei Schussverletzungen des Nervus tibialis. Monatsschr Psychiatr Neurol 37:11-17
48) Kramer F (1915) Paralysis agitans-ähnliche Erkrankung) Monatsschr Psychiatr Neurol 38:179-184
49) Kramer F (1916) Schussverletzungen peripherer Nerven. (1. Mitteilung.) Monatsschr Psychiatr Neurol 39:1-19
50) Kramer F (1916) Schussverletzungen peripherer Nerven. (2. Mitteilung.) Nervus Musculocutaneus. Monatsschr Psychiatr Neurol 39:193-198
51) Kramer F (1917) Langdauernder Priapismus (Demonstration). Berliner Gesellschaft für Psychiatrie und Nervenkrankheiten, Sitzung vom 19.VI.1916. Z Gesamte Neurol Psychiatr 13:35-36
52) Kramer F (1917) Unklare Spinalerkrankung bei einem Kinde (Demonstration). Berliner Gesellschaft für Psychiatrie und Nervenkrankheiten, Sitzung vom 19.VI.1916. Z Gesamte Neurol Psychiatr 13:38
53) Kramer F (1917) Sensibilitätsstörung im Gesicht bei corticaler Läsion. Berliner Gesellschaft für Psychiatrie und Nervenkrankheiten, Sitzung vom 13.IX.1916. Z Gesamte Neurol Psychiatr 13:400-401
54) Kramer F, Henneberg R (1917) Über disseminierte Encephalitis. Berliner Gesellschaft für Psychiatrie und Nervenkrankheiten, Sitzung vom 13.IX.1916. Z Gesamte Neurol Psychiatr 13:436-438
55) Kramer F (1917) Bulbärapoplexie (Verschluss der Arteria cerebelli posterior inferior) mit Alloästhesie. Berliner Gesellschaft für Psychiatrie und Nervenkrankheiten, Sitzung vom 8.I.1917. Z Gesamte Neurol Psychiatr 14:58-60
56) Kramer F (1917) Paradoxe Hitzeempfindung bei Verletzung des Großhirns durch Kopfschuss. Berliner Gesellschaft für Psychiatrie und Nervenkrankheiten, Sitzung vom 12.III.1917. Z Gesamte Neurol Psychiatr 14:158-160
57) Axhausen G, Kramer F (1917) Die Kriegsschussverletzungen des Hirnschädels. In: Borchard A, Schmieden V (Hrsg) Lehrbuch der Kriegschirurgie. Barth, Leipzig, S 359-452
58) Kramer F (1917) Reine Agraphie. Berliner Gesellschaft für Psychiatrie und Nervenkrankheiten, Sitzung vom 14. Mai 1917. Z Gesamte Neurol Psychiatr 14:411-413
59) Kramer F (1919) Lähmungen der peripheren Nerven. In: Borchardt M (Hrsg) Ersatzglieder und Arbeitshilfen für Kriegsbeschädigte und Unfallverletzte. Springer, Berlin, S 845-855
60) Kramer F (1920) Psychopathische Veranlagung und Straffälligkeit im Jugendalter. Beiträge zur Kinderforschung und Heilerziehung: Beiheft zur Z Kinderforsch 162:5-15
61) Kramer F (1921) Die wechselseitige Zusammenarbeit zwischen Psychiater und Jugendwohlfahrtspflege in Ermittlung und Heilerziehung. Bericht über die zweite Tagung über Psychopathenfürsorge Köln a. Rh. 17. und 18. Mai 1921. Springer, Berlin, S 1-12
62) Kramer F (1922) Symptomatologie peripherer Lähmungen auf Grund der Beob- achtungen bei Kriegsverletzungen. Karger, Berlin
63) Kramer F (1923) Die Bedeutung von Milieu und Anlage beim schwererziehbaren Kind. Z Kinderforsch 28:25-36
64) Kramer F (1924) Eingliederung des Unterrichts über die Psychopathologie des Kindes- und Jugendalters in das akademische Studium. Z Kinderforsch 29:12-13
65) Kramer F (1925) Übersicht über die Fürsorge für geistig und körperlich abnorme Kinder und Jugendliche in verschiedenen Ländern. Z Kinderforsch 31:1-2

66) Kramer F (1925) Hugo Liepmann t. Monatsschr Psychiatr Neurol 59:225-232
67) Kramer F (1926) Beziehungen der Geschlechtskrankheiten im Kindesalter zu psychischen Anomalien. In: Buschke A, Gumpert M (Hrsg) Geschlechtskrankheiten bei Kindern. Ein ärztlicher und sozialer Leitfaden für alle Zweige der Jugendpflege. Springer, Berlin, S 46-52
68) Kramer F (1927) Haltlose Psychopathen. In: Bericht über die vierte Tagung über Psychopathenfürsorge Düsseldorf 24.-25. September 1926 (S. 35-94). Springer, Berlin
69) Kramer F (1928) Beitrag zur Lehre von der Alexie und der amnestischen Aphasie. Monatsschr Psychiatr Neurol 67:346-360
70) Kramer F (1928) Elektrodiagnostik der Muskelkrankheiten. In: Boruttau H, Mann L (Hrsg) Handbuch der gesamten medizinischen Anwendungen der Elektrizität. Ergänzungsband zu Bd. I, II. Thieme, Leipzig, S 282-283
71) Kramer F (1929) Elektrodiagnostik und Elektrotherapie der Nerven. In: Bethe A (Hrsg) Handbuch der normalen und pathologischen Physiologie. 9. Allgemeine Physiologie der Nerven und des Zentralnervensystems. Springer, Berlin, S 339-364
72) Kramer F, Pollnow H (1930) Hyperkinetische Zustandsbilder im Kindesalter. Berliner Gesellschaft für Psychiatrie und Nervenkrankheiten, Sitzung vom 16.VI.1930. Zentralbl Gesamte Neurol Psychiatr 57:844-845
73) Kramer F (1930) Psychopathische Konstitutionen. In: Clostermann L, Heller T, Stephani P (Hrsg) Enzyklopädisches Handbuch des Kinderschutzes und der Jugendfürsorge. Akademische Verlagsgesellschaft, Leipzig, S 577-587
74) Kramer F (1930) Die Ursachen der Schwersterziehbarkeit, beurteilt vom psychopathologischen und charakterologischen Standpunkt. Z Kinderforsch 37:131-138
75) Kramer F (1931) Die Mitwirkung des Psychiaters im Vormundschafts- und Jugendgerichtsverfahren. Schriftenreihe der Deutschen Vereinigung für Jugendgerichte und Jugendgerichtshilfen, H. 13. Herbig, Berlin
76) Kramer F (1932) Psychiatrische Gutachten über kriminelle Jugendliche (Minderjährige) und jugendliche Zeugen. III. Gutachten im F.-Prozess. Z Kinderforsch 39:331-346
77) Kramer F, Pollnow H (1932) Symptomenbild und Verlauf einer hyperkinetischen Erkrankung im Kindesalter. Allg Z Psychiatr 96:214-216
78) Kramer F, Pollnow H (1932) Über eine hyperkinetische Erkrankung im Kindesalter. Monatsschr Psychiatr Neurol 82:1-40
79) Kramer F (1933) Psychopathische Konstitutionen und organische Hirnerkrankungen als Ursache von Erziehungsschwierigkeiten. Z Kinderforsch 41:306-322
80) Kramer F, Quadfasel F (1933/34) Die doppelte Reaktion des Muskels bei Myotonie. (Elektrische Untersuchungen). Monatsschr Psychiatr Neurol 87:252-276
81) Kramer F, Leyen R von der (1934) Entwicklungsverläufe "anethischer, gemütloser" psychopathischer Kinder. Z Kinderforsch 43:305-422
82) Kramer F, Leyen R von der (1935) Entwicklungsverläufe "anethischer, gemütloser" psychopathischer Kinder. Briefwechsel mit Herrn Prof. Dr. P. Schröder. Z Kinderforsch 44:224-228
83) Kramer F (1935) Ruth v. der Leyen t. Z Kinderforsch 44:307-310
84) Kramer F (1936) Symptomatologie der Erkrankungen des V., VII., IX., X., XI. und XII. Hirnnerven. In: Bumke O, Foerster O (Hrsg) Handbuch der Neurologie, Bd 4: Hirnnerven, Pupille. Springer, Berlin S 340-358
85) Kramer F (1937) Allgemeine Symptomatologie der Rückenmarkserkrankungen. In: Bumke O, Foerster O (Hrsg) Handbuch der Neurologie, Bd 3 Quergestreifte Muskulatur, Rückenmarksnerven, Sensibilität, Elektrodiagnostik. Springer, Berlin, S 640-700
86) Kramer F (1938) Über ein motorisches Krankheitsbild im Kindesalter. Monatsschr Psychiatr Neurol 99:294-300
87) Holtz F, Kramer F, Schröder W (1939) Über die Wirkung des intermittierenden Gleichstromes auf den quergestreiften Muskel. Pflügers Arch Gesamte Physiol Menschen Tiere 242:234-254
88) Lups S, Kramer F (1940) Das Verhalten der Reflexe im Insulinkoma. Schweiz Arch Neurol Psychiatr 45:213-229
89) Kramer F (1955) Die partielle Daumenballenatrophie. Schweiz Arch Neurol Psychiatr 74:245-260
90) Kramer F (1957) Status dysraphicus bei Geisteskranken. Schweiz Arch Neurol Psychiatr 79:44-60
91) Lanczik M (1988) Carl Wernicke und die Breslauer Psychiatrische Schule. Fundamenta Psychiatrica 2:45-52
92) Lander H-J (1985) Hermann Ebbinghaus, ein problemgeschichtlicher Beitrag zur Entwicklung der Gedächtnispsychologie. Z Psychol 193:9-25
93) Leonhard K (1966) Psychiatrie auf dem klinischen Boden Wernickes. In Gedenken an Wernicke als Kliniker aus Anlass der 60. Wiederkehr seines Todestages (15. Juni 1905). Psychiatr Neurol Med Psychol 18:165-171
94) Leonhard K (1966) Hatte Wernicke mit seiner Lokalisationslehre unrecht? J Neurol Sci 3:434-438
95) Leyen R von der (1923) Wege und Aufgaben der Psychopathenfürsorge. Z Kinderforsch 28:37-49
96) Leyen R von der (1924) Die Eingliederung der Psychopathenfürsorge in die Ausbildung der Jugendwohlfahrtspflegerinnen. Z Kinderforsch 29:17-23
97) Leyen R von der (1927) Stätten der Beratung, Beobachtung und Unterbringung psychopathischer Kinder und Jugendlicher. Z Kinderforsch 33:311-328

第5章　F. M. A. KramerとH. Pollnowの生涯と業績

98) Leyen R von der (1927) Wege und Aufgaben der Psychopathenfürsorge IV. Z Kinderforsch 33:527-541
99) Leyen R von der (1931) Die Eingliederung der Fürsorge für jugendliche Psychopathen in Jugendrecht und Erziehung. Z Kinderforsch 38:625-671
100) Liepmann H (1908) Die Störungen des Handelns bei Gehirnkranken. Karger, Berlin
101) Liepmann H (1911) Uber Wernickes Einfluss auf die klinische Psychiatrie. Monatsschr Psychiatr Neurol 30:1-32
102) Liepmann H (1924) Carl Wernicke (1848-1905). In: Kirchhoff T (Hrsg) Deutsche Irrenärzte. Einzelbilder ihres Lebens und Wirkens, Bd 2. Springer, Berlin, S 238-250
103) Manthey, Z (2005) Königsberg. Geschichte einer Weltbürgerrepublik. Hanser, München
104) Meister K (1964) Die medizinische Sektion der Schlesischen Gesellschaft für vaterländische Cultur. Deutsches Àrzteblatt - Àrztliche Mitteilungen 61:2440-2443 u. 2492-2496
105) Neumärker K-J (1982) Zur Geschichte der Abteilung für Kinderneuropsychiatrie an der Berliner Charité. Acta paedopsychiatr 48:297-305
106) Neumärker K-J (1989) Der Exodus von 1933 und die Berliner Neurologie und Psychiatrie. In: Großer J (Hrsg) Charité-Annalen, Neue Folge, Bd 8/1988. Akademie-Verlag, Berlin, S 224-229
107) Neumärker K-J (1990) Karl Bonhoeffer. Leben und Werk eines deutschen Psychiaters und Neurologen in seiner Zeit. Springer, Berlin, Heidelberg, New York, London, Paris, Tokyo, Hong Kong, und Hirzel, Leipzig
108) Neumärker K-J (1994) Carl Wernicke und Karl Kleist. Zwei Biographien - eine Richtung in ihrer Entwicklung. Fundamenta Psychiatrica 8:176-184
109) Neumärker K-J (2001) Bonhoeffer und seine Schüler - Spannungsfeld zwischen Neurologie und Psychiatrie. In: Holdorff B, Winau R (Hrsg) Geschichte der Neurologie in Berlin. De Gruyter. Berlin, New York, S 175-192
110) Neumärker K-J (2005) Karl Bonhoeffers Entscheidungen zur Zwangssterilisation und Euthanasie. Versuch einer ethischen Beurteilung unter Berücksichtigung D. Bonhoeffers. In: Gestrich, C (Hrsg) X. Dietrich Bonhoeffer Vorlesung. Vom Schutz des Lebens (im Druck)
111) Pollnow H (1928) Historisch-kritische Beiträge zur Physiognomik. I. Zur Problemgeschichte. II. Zur Systematik und Methodologie. In: Utitz E (Hrsg) Jahrbuch der Charakterologie, Bd V. Pan-Verlag Rolf Heise, Berlin, S 157-206
112) Pollnow H (1929) Zur Psychotherapie des Asthma Bronchiale. Kritische Durchsicht der bisher publizierten Kasuistik. Inauguraldissertation zur Erlangung der Doktorwürde der Hohen Medizinischen Fakultät an der Friedrich-Wilhelms-Universität zu Berlin. Springer, Berlin
113) Pollnow H (1929) Tagungsbericht. Jahresversammlung des Deutschen Vereins für Psychiatrie in Danzig. Nervenarzt 2:415-418
114) Pollnow H, Petow H, Wittkower, E (1929) Beiträge zur Klinik des Asthma bronchiale und verwandter Zustände. IV. Teil: Zur Psychotherapie des Asthma bronchiale. Z Klin Med 110:701-721
115) Pollnow H (1930) Tagungsbericht. V. Allgemeiner ärztlicher Kongress für Psychotherapie in Baden-Baden. 26. bis 29. April 1930. Nervenarzt 3:354-356
116) Pollnow H (1931) Manisches Zustandsbild im Kindesalter mit Pseudologie. Zentralbl Gesamte Neurol Psychiatr 60:864-866
117) Pollnow H (1931) Das Leib-Seele-Problem und die psychophysischen Korrelationen. In: Brugsch T, Lewy FH (Hrsg) Die Biologie der Person. Ein Handbuch der allgemeinen und speziellen Konstitutionslehre. Bd. II: Allgemeine somatische und psychophysische Konstitution. Urban & Schwarzenberg, Berlin, Wien, S1061-1092
118) Pollnow H, Minkowski E (1937) Psychose hallucinatoire: évolution intermittente, élimination d'idées de persécution. Annales medico-psychologiques 95:787-792
119) Pollnow L (1927) Beitrag zur Schriftuntersuchung bei Schizophrenen. Arch Psychiatr Nervenkr 80:352-366
120) Rahden T van (2000) Juden und andere Breslauer. Die Beziehungen zwischen Juden, Protestanten und Katholiken in einer deutschen Großstadt von 1860 bis 1925. In: Berding H et al. (Hrsg) Kritische Studien zur Geschichtswissenschaft. Vandenhoeck & Ruprecht, Göttingen
121) Sauerbruch F (1956) Das war mein Leben. Bertelsmann, Gütersloh
122) Sprung L (1985) Hermann Ebbinghaus 1850-1909. Z Psychol 193:2-8
123) Schmidt W (2002) William Stern [29. 4 1871-28. 3. 1938]. In: Lück HE, Miller R (Hrsg) Illustrierte Geschichte der Psychologie. Beltz, Weinheim, Basel
124) Schottlaender R (1988) Verfolgte Berliner Wissenschaft. Edition Hentrich, Berlin
125) Schröder P (1918) Ungewöhnliche periodische Psychosen. Monatsschr Psychiatr Neurol 44:261-287
126) Schröder P (1923) Hyperkinetische Motilitätspsychose bei Hirntumor. Monatsschr Psychiatr Neurol 53:1-10
127) Schröder P, Heinze H (1928) Die Beobachtungsabteilung für jugendliche Psychopathen in Leipzig. Allg Z Psychiatr 68:189-197
128) Schröder P (1931) Kindliche Charaktere und ihre Abartigkeiten. Mit erläuternden Beispielen von Dr. med. Hans Heinze. Hirt, Breslau

129) Schröder P (1938) Die Lehren Wernickes und ihre Bedeutung für die heutige Psychiatrie. Z Gesamte Neurol Psychiatr 165:38-47
130) Schröder P (1939) Kinderpsychiatrie. Allg Z Psychiatr Grenzgeb 69:54-57
131) Steinberg H (1999) Rückblick auf die Entwicklungen der Kinder- und Jugendpsychiatrie: Paul Schröder. Praxis Kinderpsychol Kinderpsychiatr 48:202-206
132) Stern W, Stern C (1907) Die Kindersprache. Barth, Leipzig
133) Stern W (1914) Psychologie der frühen Kindheit bis zum sechsten Lebensjahr. Quelle & Meyer, Leipzig
134) Stutte H (1967) In memoriam Prof. Dr. Franz Kramer t. Acta Paedopsychiatr 34:182
135) Thiele R (1926) Zur Kenntnis der psychischen Residuärzustände nach Encephalitis epidemica bei Kindern und Jugendlichen, insbesondere der weiteren Entwicklung dieser Fälle. Monatsschr Psychiatr Neurol Beih 36
136) Ungvari GS (1993) The Wernicke-Kleist-Leonhard School of Psychiatry. Biol Psychiatry 34:749-752
137) Villinger W (1923) Die Kinder-Abteilung der Universitätsnervenklinik Tübingen. Zugleich ein Beitrag zur Kenntnis der Enzephalitis epidemica und zur sozialen Psychiatrie. Z Kinderforsch 28:128-160
138) Weizsäcker V von (1941) Nachruf auf Otfrid Foerster gesprochen bei seiner Bestattung am 19.VI.1941. Nervenarzt 14:385-386
139) Wernicke C (1894) Grundriss der Psychiatrie in klinischen Vorlesungen. Teil I Psycho-physiologische Einleitung, Teil II Die paranoischen Zustände. Thieme, Leipzig
140) Wernicke C (1900) Grundriss der Psychiatrie in klinischen Vorlesungen. Teil III Die acuten Psychosen und die Defektzustände. Thieme, Leipzig
141) Wieck C (1978) Gegenwärtige Stellungnahme zur Monographie Paul Schröders "Kindliche Charaktere und ihre Abartigkeiten". Psychiatr Neurol Med Psychol 30:263-269
142) Wolf JH (2003) Hans Gerhard Creutzfeldt (1885-1964) - klinischer Neuropathologe und Mitbegründer der biologischen Psychiatrie, Berichte aus den Sitzungen der Joachim Jungius-Gesellschaft e. V., Jg 21, H 5. J. Jungius-Gesellschaft der Wissenschaften, Hamburg
143) Wron'ski J (1991) Foerster's Activity and Neurosurgery in Wroc aw (Breslau). Zentralbl Neurochir 52:153-163
144) Zülch KJ (1966) Otfrid Foerster - Arzt und Naturforscher 9. 11. 1873-15. 6. 1941. Springer, Berlin, Heidelberg, New York

■謝辞　Danksagung

　F. Kramerに関する手紙、写真、情報などの提供に対して、義理のお嬢さんFrau Dipl.-Psych. Margrit Kramer（Uerikon/Schweiz）氏、さらに義理の子息Dr.R.Matthijsen（Oss/Niederlande）氏に感謝し、またPollnowが移住し、パリでの滞在のことやMarbachのSchiller博物館のドイツの文献書庫にあった、1936年から1938年までのKarl JaspersとPollnowとの間で交わされた書簡などについての手掛かりについては、Dr.U. Gerrens（Wuppertal）とProf, DR. P. Pichot（Paris）氏の協力を得た。

第6章

児童期における多動性疾患

(Aus der Psychiatrischen und Nerven Klinik der Charité in Berlin[Direktor :Geh. Med.-Prof. Dr. Bonhooeffer])
Über eine hyperkinetische Erkrakung im Kindesalter
Monatsschrift für Psychiatrie und Neurologie. 82 1-42 1932.

Von Prof. Dr. Franz Kramer u. Dr. med et phil Hans Pollnow

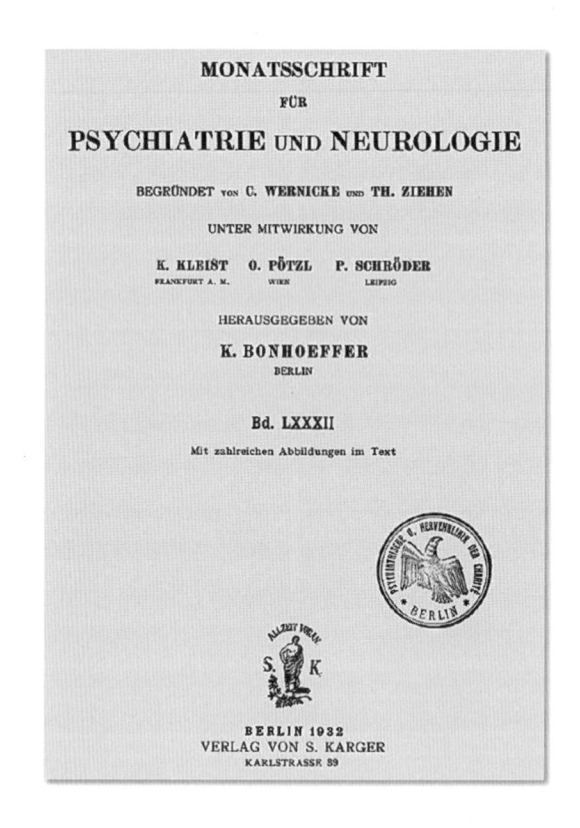

　以下に、児童期に出現し、それほど稀ではないとしてもこれまで一連の一見して似たような症状複合体に比べて、その特殊性について十分鑑別されていない一疾患像を叙述する。この疾患像は相当数の異常児を見る機会を持っている者ならだれでも知っているものである。これはまず、しばしば驚くべき運動不穏によって特徴づけられる。疾患の典型例では全病歴には基本特性において著しいバリエーションがなく、いつも同じ病歴を持っている。最初の何歳かまで当人はおとなしく、しばしばてんかん発作に続いて突然不穏が始まり、以後、絶えず増悪してくる。不穏の始まりはたいてい3歳と4歳の間にあり、まれに後になって出現してくる。運動不穏の頂点は6歳ごろにあるようであり、その後、親達は(不穏は)徐々に治まってきていると報告するのが常である。早期には精神面に関して同年齢の子ども達の基準には一致せず成熟してゆくのが分かる。それとさらに密な関係にあるのは、この病的多動を示すたいていの児童では言語発達の障害がみられる、という観察である。

　こういった類の症例と詳細な取り組み、また我々がすでに最近数年間に以前観察された患者

で実施した追跡研究では症状像の一致した集団だけではなく、一つの特徴的な経過の共通性も確認され、それによって独特な特徴を持ったひとつの疾患過程と関わっており、これまで普通に見られた臨床的位置付けのどれを取ってもこの症状複合体と対応させることは出来ない、という確信を得た。

確かに文献では、前述した症候群への示唆を得るが、しかしその特異性のまとまった研究は見られていない。この症候群は通常敏捷な（活発な）白痴として扱われるか、あるいは知的障害者のいわゆる興奮性に含められる。またこの記述は精神病質者の運動異常と関連して、時にはてんかんの精神障害に関する章にてみられる。児童におけるこの疾患像はすでに古くから見られ、ありありと叙述されていることの歴史的出典として、Maudsleyが記述しているある症例を引用しておこう（心の生理と病理、Dtsch. Würzburg 1870）。

"私の治療を受けにやって来た体格のよい8歳の女の子では、てんかんが彼女の五感の発達する時期に、精神の発達の抑制の原因となったようであった。彼女は非常に行儀の悪い小型の機械のようで、ひと時もじっとしていなかった。目に入る物は皆、手につかみ、しかし彼女はそれでも満足せず、すぐに掴んだものを全部を床に投げ、再び何か他のものを探し出す。彼女には改善が見られず、あるいは躾には手が届かなかった。彼女を監視するには一人の人間の全エネルギーを絶えず必要とする。彼女は、感官印象によって破滅的、破壊的行為が引き起こされる自動機械に喩えられる"。

症状複合体の分かりやすい概要を提示してくれているのは、"興奮性の白痴児童"の記述によるEmminghaus（児童期の精神障害、Tübingen 1887）である。ただその場合、（障害の）経過における違いは考慮されていない。Weygandt（Idiotie und Imbezillität, Leipzig und Wien 1915）やStrohmayerの研究（児童の精神病理、München 1923と先天性のものと幼児期に獲得された知的障害。精神病教科書 第10巻、Berlin 1928）において、決して稀ではない疾患像がみられる。Kraepelinは興奮性の軽遇（児童）の行動を"落ち着きのない、目的を持たない運動"と非常にうまく表現している（Psychiatrie. Leipzig 1915, p2143以下）。運動不穏により規定された状態像の臨床上の鑑別は、彼にとって問題ではない。その著作の完璧性と系統的な完結性にもかかわらず、Homburgerも（Psychopathologie des Kindesalters, Berlin 1926）、"活発な白痴 agile Idiotie"にみられる運動障害の諸形態とこの疾患の特異性を区別しなかった。しかし、我々言う所の多動症状の分析で、彼の言葉以上に正鵠を得ているものはほとんどない（73ページを参照）。

"視線の方向が偶然に絶えず変化するため、異常な運動衝動のため常に準備状態にある衝動は無差別にその対象と方向を変える。個々の行為が拘束されないままで、刹那的欲望は満足され、その場合、この無拘束の行為のどれをとっても結果として満足を与えていない…す

べての運動には一定の激しさが見られ、全体としての運動像はそれを調節する目測が欠如している…全てにおいて、意味も秩序も見られない"。

この多動性疾患を精神医学の側から経験した文献の不足についての展望を、この分野に属する唯一の章例を詳細に再現することで締めくくりたい。この症例の論文では症状像のほかに経過をも考慮している。Buser（Beitrag zur Kasuistik der Kinderpsychosen. Diss. Basel 1903）は身体的には全く正常発達を見ているにもかかわらず、1歳9カ月で初めて歩き、当初は全くしゃべれなかった4歳の男児について報告している（32ページを参照）。

"もともと、彼には運動不穏と注意の欠陥が目立っていた"。およそ2歳で、初めて20分間持続するけいれん発作が出現した――"これはおそらく胃の調子が悪くなってから"であろう。この発作は当初、長い間隔をおいて繰り返され、やがて頻繁に起こるようになるが、しかし、児童が3歳になった時に全く止まってしまった。4歳の時、この児童は精神病院に送られることとなった。なぜなら"児童は凶暴な運動衝動と破壊欲のため、もはや抑えが効かなくなった"からである。入院に際して、著しい運動興奮、診察室では椅子から椅子へと走りまわり、看護師によってようやく病棟に連れて行かれた。身体検査ではなにも異常はなかった。精神状態は最初は次のように記述された。"高度の運動不穏、ときには一人で歌を唄い、話しかけても応じないが、しかし金属音には極めて激しく反応する。指を噛み、手にするものはみな口に突っ込み、それを1歳児のように辺りに投げる"。5カ月後："絶えず非常な運動興奮を示す。朝方には、看護師が一人彼のベットについていなければならない。なぜなら、彼はベットの上で踊ったり跳んだりするため、床に落ちる危険があるからである（これは一度眼を離した隙に起こったことがある）。しばしば、単調で非常に妨害となるような大きな叫び声を上げる"――さらに3カ月後には、"数カ月間で当初の激しい運動衝動は決定的に治まり、患者は病棟で妨害することが少なくなり、今ではいくつかの言葉を話すことが出来る。自らの行動をさまざまの人に応じて変えることが出来る"。患児に従順さを求めて躾することはできないようである。患児をしばしばある場所から別の所へ移しても、また同じ場所に戻ってくる。彼は完全に盲目の衝動性に支配されている…いろいろなおもちゃを与えても患児は気に入らず、鍵だけが彼を喜ばせた。彼は医師や看護師のポケットから抜き取ろうとする。子どもを落ち着かせるために、ある看護師は彼の持つ鍵束を一本の木に結び付けた。患児は鍵束が取れるまでその場所に止まっている。と記されている…さらに1カ月後、病歴には"最近では、彼のこれまでの全滞在期間よりは著しく大人しくなっている。はるかに従順で、指示するとベットに行き、呼べば戻ってくる。また、この数週間はあの単調な叫び声はもはや聞かれなくなったことを述べておく"。と書かれている。

結論としては、この症例は"中等度の白痴 Idiotie"と解釈され、つまり"この疾患の興奮型"

であろう。著者が、"入院せざるを得なかった興奮状態には躁病性性格がみられる。この症例の進行はゆっくりであり、またその回復も然りであった"と述べているとしてでもある。こうすると、一般的に人を介しての病歴がそういった判断を可能にするとするならば、Buserの症例では、症状や経過からすれば我々が観察した児童の病相性多動症のグループに入るような疾患であると考えられる。一方、この観点は、他方ではこの症例研究を発表する難しさ（受け取ってくれるところが少ない）などは（症例の）詳細な叙述を正当化しているように思える。特に、この症例がまさに詳細な点に至るまで我々の所見と大部分において一致しているからである。

我々のこれまでの経験の総括をすることで、この症候群の典型例と特別な個別特徴を関係付けて叙述する前に、まず我々の集めたすべての症例の一具体例が病像の前病歴と臨床事実を如実に示してくれるはずである。

症例 1　Heinz H.

Heinz H. がCharité神経科の児童観察病棟に入院した時は2歳9カ月であった。母親の陳述では、夫は普段は大人しいが、ときには非常に易刺激的になる方であった。家庭内では他には何ら特別なことはなかった。分娩は軽く済んだ。身体的にも発育は良く、いつも元気な感じであり、麻疹の他には病気をしたことはなかった。最近では唾液の流出がひどかったそうである。

この子が生後6カ月の時、初めてけいれんが出現した。彼は白目をむき四肢を痙攣させ、数秒間、時には1分ほど硬直したままで、顔色は青白く、再び意識を取り戻すとたいていは泣いている。こういった発作は一日に何回も起こった。ホームドクターは脳膜炎の診断を下した。熱や嘔吐は見られなかった。小児病院で患児は腰椎穿刺を受けたが、何も病的なものは得られなかったためてんかんと考えられ、半年来発作が続いている。

11カ月で歩き始め、2歳で初めて言葉を発した。以前は理解不能な喃語のみであった。それまでママ、パパ以外はほとんど口に出来なかった。その後、9カ月間は言葉の進歩はなかった。発作の出現から間もなく、たとえば歩き始めの時期にそれまでおとなしい子どもであったHeinzが非常に不穏になって来た。彼は常に動いている状態で、何の目的もなく部屋中を歩き回り、椅子、ベッド、窓の台、トイレのふたの上、梯子などによじ登る。遊んでいても辛抱がきかない。部屋中の椅子を動かし、家具をひっくり返し、紙を引きちぎり、手にしたおもちゃで節を取りながらどんどん叩き、おもちゃを有効に使ったことが一度もない。電灯のスイッチをひねり回す、ドアの取っ手を触り、ドアの開け閉めが好きである。一人遊びを好み、他の子ども達と遊ぶことがほとんどない。見た所、彼は友達を必要としないようである。この不穏状態は増悪してきている。もはや家庭ではHeinzを教育できない。彼は両親には優しく、見知らぬ人にも人懐っこい。しかし抑制されると非常に過敏に反応する。すると頑強に防衛状態になり、頑固に解き離そうとし、それがうまくゆかないと怒り、泣き出す。彼は同年代の子ども達より話が下手だけではなく、理解も悪い。ただ、ちょっとした頼み事は正しく理解し、きちん

と行う。たとえばドアを開ける、家の中のものを取ってくる。目の前でやってみせると喜んで素早くまねをする。

観察と診察からは中枢神経系の器質的なものに起因する脱落症状は見られず、血液、髄液は正常、頭蓋のレントゲン像異常なしであった。Heinzは、言語では同年齢者より遅れていた。特に彼の語彙の乏しさ、構音の不明瞭に起因していた。彼はたとえ二、三秒でも集中させておくことが出来なかったので、精神状態と知的能力の系統的テストは行うことができなかった。要求すると手を出し、身体検査の際には、聴診器や反射用ハンマーを取り、ハンマーでもって自分の頭を叩き、さらに新たな刺激衝動に負け、再三医師から逃げる。訳の分からない言葉を発しつつ、遁走しドアの方へ行こうとする。彼は単純なメロディーは分かる程度に口ずさむが、それは歌詞がない。

病棟では、母親と別れていても何も感じていないように思える。彼を巡る周囲（の出来事）には彼の不穏（多動）活動の場として相応しい限りでのみ関わりを持つ。椅子という椅子を放り投げ、椅子の足の上に腰をかけて部屋中を滑って回る。机に登り、それを足場にして窓板に移り、再び下に降りる。小部屋中を走り回り、ある時はこちらあちらの小さな家具を投げ散らす。ほとんどつま立ちで歩き、決して正しくは歩かない。よじ登る際は決して怖がらず、確かに器用であった。一度（何かに）ぶっつかると、泣こうとするが、しかしそこまでには至らない。というのも最初の涙が出る前には、すでに新たな行動に注意を向けているからである。その声はたいてい快活なものであった。彼の行為はしばしば楽しげな片言言葉を伴っていた。決して一つの遊びに集中しない。ただ、彼の多動と関係している物のみが、一過性に彼を引きつける。たとえばミシンや倒れている人形の乳母車の車輪などである。他の子ども達に荷車へ乗せてもらって走る時は、彼は大人しく鎮座している。自分の石鹸布をつかみ、それをしゃぶる時、あるいは着ている上着を前に結んで、それをなめる時などにもしばらく不穏行動（多動）は消失する。彼をしっかり抑えておこうとすると、必ず激しく叫び声をあげる。また彼の運動衝動を妨げでもするならば、怒り狂い、打ちかかり、突き当たり、噛みつく。部屋に彼を一人にしておくと、やがて泣き、叫び始める。床に転げ、両足でドアというドアを蹴り、鍵のかかったドアの取っ手を引っ張って壊す。

昼時やベッドにいる夕方はすぐには大人しくならず、絶えずベッドから降りて部屋を歩き回り、他のベッドに乗ってはその上で飛び跳ね、スプリングで飛び上がる。他のベッドカバーを引っぱり出したり、開いている窓からブラインドをつかみ、それをゆすって音を立てる、しばらくしてやっと大人しく横になる。夜は良く眠る。昼食時には食べさせてもらう。パンだけを取り、それをミルクに浸し、もったいぶって食べる。食事のときには、彼は好んで看護師の膝に座りたがる。概して彼は従順である。食後、彼は他の子ども達の椅子を乗り越えて、大きな少年の肩にも登ったりする。彼は大小便の要求を満たそうとするとき、その都度報告はしない。しばしば、日中に大便をし、便を部屋中塗りたぐる。顔を汚し、汚れた指を口に突っ込む。おまるの上に座っている時は、時々両手で便をつかむ。洗浄に際しては叫び声をあげて抵抗する。

両親が訪れると、彼は特に父親に向かって喜びを表す。両親が再びいなくなると、明らかに不愉快になり、両親を探して走り回る。

彼は観察が済むと家族のもとへ返したが半年後、彼は再び紹介されて来る。不穏状態は目に見えるほど寛解しなかった。そうこうするうちに何度もてんかん発作が出現した。言語面と知的発達はわずかな進歩しか見せなかった。Heinzは明らかに年齢の基準より成長が遅れていた。

ここで、我々は多動性病態像の共通点がみられる諸要素を目の前にしてみるならば、とりあえず我々の経験からすれば主に全く一定した体型において、この病的運動不穏（多動性）が観察されるのを確認出来る。それは健康な外貌、元気で生き生きした顔つき、十分な筋肉と脂肪の発達によって特徴付けられる子ども達である。身体全体は決まって力強く、華奢で、やせた体格は比較的まれであるようである。

状態像は運動不穏の症状によって支配されており、これはすでに第一印象で抑えが効かず、衝動的な印象を与え、目的性が欠けているのと同様に、明らかに過運動性のような傾向によって目に付く。特にこの傾向が瞬間刺激として提示されるいかなる対象も無差別に楽しもうとするため、この不穏は本来渾沌とした性格を帯びる。強い運動不穏は、まずは児童はひと時もじっとしておらず、彼は抑えられている手から逃れようとし、いかなる拘束からも逃れようと努める。彼らの運動衝動に従うことを何らかの抵抗によって阻止されることは、彼らにとって非常に不愉快であるようである。解き放たれると、無目的に部屋中を歩き回り、椅子という椅子、戸棚、あるいは彼らの邪魔になるものは何でも掴む。何らかの効果が得られるような対象を彼らは好む。電灯のスイッチを入れたり、切ったり、水道の栓をひねる、呼び鈴を押す、ドアの取っ手をつかむ、椅子を倒す、部屋中を移動させるなどである。こういった行動は（一種の）天真爛漫さによって作りだされるので、すでに外来診察の最初の数分間において観察されるのが常である。さらに、患者の家族が自宅で気付いた異常について、同じ報告であるが補完的なものをいつも知らせてくれる。たとえば子どもは一時もじっとしておらず、絶えず歩き回るか這いまわり、椅子という椅子、机、戸棚、窓の下枠などに登る、ベッドの上で狂ったように飛び跳ね、ソファーベッドの上でクッションを飛び跳ねながら、上下にゆするなどである。これらの無計画で一過性の衝動から来ており、自省も忍耐もなく、急速に経過する行為の性格を持つ。行動実行のすべてに共通しているのは、いつも瞬間の環境刺激によって規定されていることである。

この多動性を精神病質者にみられる運動不穏の二つの主要形態（一つはAspergerか訳者注）から区別する必要がある。つまり、落ち着きのない者の運動不安定 motorische Instabilität der Zappeligenと、気分発揚者の活発な運動 lebhafte Motorik der Hyperthymischenである。多動性障害児の不穏は単なる運動衝動である。その限りでは、彼らの行動全体は、気分発揚児童のほとんどが整然としており、目的を持ったより意味のある行動衝動 Betätigungsdrangとは異なっている。この気分発揚児童は、計画に則った一連の行為であり、多かれ少なかれ環境に起因する衝動の単なる連続継起 Nacheinanderだけではない。対して、落ち着きのない精神

病質者とは違って、病的多動は質的には全く粗雑な表徴によって区別される。この病的多動はその力動性（動き）において明らかに強力であり、自然で抑えの効かないもので、その児童の周囲の（行動）空間に対する行動において影響を及ぼす。一方、落ち着きのなさは無力性を帯びて、身体全体に対して、一つひとつの肢節の運動不穏として現れる。典型例では落ち着きのない不穏は多動児の運動形態とは反対に、小舞踏病 Choorea minor やチック ticartig 様症状にみられるような孤立した運動障害を想起させる。要するに、ここに記述した運動衝動と脳炎後の残遺状態の児童にみられる衝動行為との間にどの程度の類似性があるか、という疑問が検討されなければならない。脳炎後の患者の全行動はむしろ本来の行為への糸口を示し、それによって、その行為がしばしば性格学的に間違って解釈される。たとえば悪意という意味においてそうである。いずれにせよ、この症状像は我々が観察したものに類似している。考察ではこの点に関して詳しく立ち入るつもりである。

　我々が述べている運動不穏においては、児童の人格は明らかに行動する人格ではない。周りに存在する対象物は、単に運動の意図が実現される対象として利用されるにすぎない。対象が刺激として作用する場合でのみそれは興味を引く。しかし、一定の対象としての機能を持った物体としてではない。児童の行為は、主として種々雑多のものを手に取り、それら動くものを引っ張り回す、移動可能なものの場所、位置を変えるという要求に支配されており、その際、何らその目的や動機は認められない。水道の栓や電気のスイッチをいじるのはすでに述べた。これらの行為は勝手に変えられたりする。たとえばドアをあちらこちらへと動かし、ピアノの鍵盤を意味なく叩き、鍵を鍵穴に突っ込み回す。その際、ドアの開け閉めという意味ある行為を意図しているわけではない。両親の報告では、犬や猫ならどれでもその尻尾をつかみ、鳥かごのカナリアを手に取り掴む。また彼らは特に高い所にある物体に手を出す。彼らは机、タンス、支えの腕木に上がり、それを倒そうとする。観察したほとんどすべての症例では、紙を引きちぎる、鉛筆を持って意味なく書きなぐることが好きなようである。多くの子どもは自らの身体をいじる。たとえば手淫者のような手つきなどである。しばしば、彼らは床を這いまわり、両足を高く上げて宙返りをする。あるいは突然部屋に現われ、自分の身体を軸にして、激しいめまいでソファーに倒れこむまで速いスピードでくるくると回転する。こうして、彼らは家中を動き回る。しばしば報告されるのは、子ども達は決して歩くのではなく走り回り、その走りは目標があるわけでもなく、単に走り回るに等しい。

　両親の説明から、子どもが遊ぶ際の行動は運動不穏により規定されていることが明らかである。おもちゃは本来の使い方に合わないつかみ方をし、運動衝動の実現に役立つ程度で機能を発揮する。手にしやすい遊具は低リズムで床に打ちつけるために使われる。遊具は解体され、壊される。遊びすべてに計画性がなく、いささかの辛抱も見られない。一つのものを掴んだと思えば、即座に別の遊具をつかみ、それもそのまま打ち捨てる。これは明らかにこれらの児童に遊びの意味がほとんど成立していない。遊具が保管されてあるはずである引き出しや戸棚が、無目的に掻き回される。中に入っている物は取り出され、床の上にまき散らされる。我々

が挙げる児童は机や戸棚から物を取り出そうとする場合、彼らは恐ろしいほど勇敢に机や戸棚によじ登るが、彼らは本来の不安は覚えないものである。たいてい彼らは不思議なほど確実によじ登る。ほとんどの子ども達はよじ登るのが好きで、彼らの運動行為全体から見ると、好んで高い家具などによじ登る。

　児童が、何分にも亘る時間をそそいで、それが全うされるような決まった遊びはまれである。たとえば積み木で遊ぶよう誘導しても、彼らの行為はまさに特徴的である。つまり、積み木は何の意味もなく積み上げられ、その後すぐ再びガラガラと音を立ててバラバラに崩される。ガラガラと崩れる様子が彼らにとって魅力であるようである。単純な積み木を系統だって組み立てることさえ出来ない。あちらこちらに放り投げるのと同様に、投げ捨てる行為も運動衝動の発散に役立っている。ベッドからまくらやベッドカバー、長靴やランドセル、朝食のお盆を窓から放り投げる。手に取れるものを窓に向かって投げようと頑張っていた3歳の多動児は、自分の妹まで窓から放り投げようとした、と述べられている。

　多動児が遊ぶときにはどんな振る舞いをするかを見てきた。この行動は、彼らが他の子ども達とトラブルなく共存する妨げになる。彼らには他の子ども達と接触しようという傾向が全くない。彼らが体を張って攻撃性を露にするのは、この運動不穏から来ている。この多動症状が進行してくると、患児は他のほかの子ども達に対してそっけなくなるだけではなく、他の子ども達が患児に何かを求めると彼らに攻撃を加え、唾を吐いて殴りかかったり罵ったりして、結果、他の子ども達の遊びの邪魔になる。これらの攻撃性行為は何か気に入らないことがあれば反応性に起こるだけではなく、自然に出現する。まさに、大概の多動児はいかなる外的原因がないのに殴りかかったり、突き当たったり、小突いたりするため、他の子ども達からは非常に嫌われており、患児が衝動に身を任せるその不可抗力に対して、彼らはどうしようもなく対峙しているのである。

　多動児の情動特性についての報告には何らまとまった特徴は見られない。しばしば彼らの気分は不機嫌であり、フレンドリーではないと記述されている。たいていのケースにおいては気分不安定の現われとして、些細なきっかけで泣き出すという特別な傾向がある。まれにはおずおずとした不安特徴がみられるが、むしろ無邪気さがしばしば強調される。彼らはどんな人にでも向かっていったり、どんな動物にでも見境なく近寄ってゆく。大多数は明らかに易刺激性を見せ、それがもとで彼らは怒り、発作を来たす。このような鬱憤晴らし（爆発性）は、特に彼らを抑えたり、あるいは何らかの形でつかんだりすることによってその行動が妨げられる時にみられるのが通例である。こういった原始的運動表現の結果、両親はしばしば間違って、病態像（運動表現）を度を超えた活発さの表れくらいと捉えている。こうした家族は、この運動不穏は患児が楽しく生活しているということの表現形態と受け入れる一つの現象と解釈するようなメモがたびたびカルテにみられる。たとえばある多動期が始まってまもなくのある少年について、以下のような陳述がある。"最近、彼は手足をばたばたさせていて、それはちょうど喜びの表現であるかのような印象を与えた。彼は全体としてますます生き生きとしている印象

を与えた"。情動性においては従順で感じやすく、可愛さが特に強く身についている児童では、その運動不穏は亢進した形で表情、表現運動により影響されているように見える。患児は誰彼ということなくやみくもに人のひざの上によじ登り、優しさの表れとして抱きついてくる。しかし、そこには本来の情動に基づいた接触は見られない。そうすることによって、しばしば彼らの実際の感情の動きに比べて、よりかわいらしく従順な印象を与える。この思い違いは、児童の見た目のみずみずしさや運動不穏により決まる表情が一定の活発さを表しているように見えるよりははるかに容易に起こる。しかし実際、こういった児童はたいていその不穏により非常に無理を強いられる結果、本質的に彼らと接触するのは全く不可能である。

　どんな刺激に対しても持ち前の話しかけやすさが、このような活発な諸特性を誤って見せかける。患児らは目に入るものは、どう扱ってよいのかも分からなくても欲しがる。彼らは街で見かける見知らぬ人に話しかけたり、偶然出会った知らぬ人のジャケットのボタンやポケットの折り返しを掴んだり、また（ポケットの）中へ手を入れたりする。ポケットの中をまさぐることは彼らにとって特別な刺激を与えるようである。このことは病歴の中では何度もことさらに強調されている。

　見知らぬ人に近づいていく見かけ上のなれなれしさは、児童を抑え止める瞬間に無くなってしまう。事実、人懐っこい児童ではますますまとわりついてくる一方、多動児では取り押さえることで明らかに拒否的反応が始まる。取り押えている者から逃げようとし、床に身を投げ出して地団駄を踏み、両足で蹴り、たいてい抑制できずにわめき散らす。身体検査を行おうとしてもほとんど一致してそういった拒否反応で応えるのが一般である。繰り返して逃れようとし、たびたび彼を抑えている医師の手を噛む。何とか逃れられる可能性があれば、しばしば格好の抜け目なさ、"時には全く狡猾な行動"をみせる。大概は確かな機敏性を持っている。これらの拒否的特徴は、運動行動においてのみみられるのではない。ある父親の報告によると、息子は不穏の出現以来、"怠け病"に罹っていて、これは一種の"何を要求されても何もしない病です"と言う。しばしば特に強調されるのは、落ち着きのなさ（不穏）が現れる前の患児達は行儀もよく素直な子どもであったのに、落ち着きが無くなりだしてからは、明らかに言うことを聞かなくなったことである。個別例だけではなく、典型例にとっても特徴あることが、多動児の一人について報告されている。"目に付くことは、彼らがそれをやってくれることを期待していない時にむしろ要請に応じてくれ、そうでない場合には反抗し、足で地団駄を踏んだり、家具の下を這いまわり、部屋を飛び出す"。もちろん、こういった行動が起こると拒否的態度のほかにしばしばもう一つの動機が問題となる。これについては後で詳しく述べる。注意の転動の亢進があり、要求される課題を保持することが出来ない。しばしば彼らは呼びかけに応じない。質問の意味を理解しており、言語表現をするに必要な能力を備えていてもその質問にも答えない。特に拒否的特徴が顕著であった一多動児についての病歴がある。要請してもしゃべらないが、反対に彼を見ないで放っておくとはきはきとしゃべるとある。一般的に－それについてはすでに何度も指摘してきたが－不穏は全く形を成していない性質を帯びている。

しかしこの不穏行動には、無計画で決してそれに固執することはないとしても、彼らは幾分たりともそれに相応しいと見るやあらゆる物に目が向くことから、行為の豊富な類似の特徴や行為への端緒がみられる。

　この内容にあるような傾向の他に、無論運動不穏が出来上がる形式的な傾向も再三みられる。たとえばリズミカルな（運動の）流れが優先されるという意味においてである。いくつかの動きは明らかなきっかけがなくてもステレオタイプであり、単調なリズムで続行される。たとえば遊具で床を叩いたり、何か物を叩く。鍋をしゃもじでリズミカルに叩いたり、あるいはすでに述べたように、ドアを開け閉めするなどがある。部屋をうろつくとき、彼らは弧を描くようにあちらこちらをちょこちょこ歩き廻る。そのような時は10回、20回と同じ動きをしているようである。最初は形のない運動から何かリズミカルな形を成した運動へと移行することは、それほどまれな出来事ではない。こういった多動児に鉛筆や紙を与えると、最初は意味のないことを書きなぐる－これは彼ら好みの仕事である－が、すぐに、たとえば上向きや、下向きの線の羅列のように全く単純な線状の形を作ることをステレオタイプに反復することに執着するようになる。

　印象に残るのは、典型的な症例の全てについて言われている異常なほどの忍耐力の欠如に関する諸報告にもかかわらず、普段、いかなることでも落ち着かせることの出来ない児童が、あるひとつのことに数時間にわたって執着しうる、と繰り返し報告されていることである。明らかに落ち着きのない一人の児童は、たとえば花束を束ねる針金でいろいろな形を作ることが出来たときには、辛抱強く静かに座っていた。また別の男児は嬉々として水道の栓を開けっ放しにし、数時間もその側に立ち尽くしていた。別の少年は同じような辛抱強さでもって、少量の水を熱い鉄板の上に垂らし、シューシューというその音を楽しんでいた。ある児童は、ボタンを糸に通すことが出来たときだけ、一時間まではおとなしく座っていた。またある児童は人形の下着を洗濯したときだけである。他にも非常に落ち着きのない児童は、父親の工場にいて、一人でおが屑で遊んでいるときにのみ辛抱できた。

　枝葉末節にこだわる特徴も明らかに認められる。児童が注意力散漫でほとんどじっとさせることが出来ないにもかかわらず、ある一定の物が彼らが決めた場所にあることに繰り返し気を使うことで、すぐ両親の目に止まる。こうしてたとえば我々の観察病棟にいたある児童は、決まってスープ用のしゃもじが食器棚の決まった位置に置かれているかを気に掛けていた。別の児童はいつも念入りに染みやごみを完璧にふき取っていた。

　多動児では、まねをする傾向がしばしばあるようである。両親の報告では、子ども達は他の子のまねをし、神経の検査では反射テストをまねようとしたり、ハンマーで自らの脚、顔面あるいは頭部を叩く。

　以上、叙述した諸要因から、多動性疾患を持つ児童には養育面で多大な困難と問題を抱えていることがみてとれよう。このことは特にこれらの児童が就学する前、つまり幼稚園あるいは小学校低学年に属するときには当然のことのようにみられる。彼らを落ち着かせるには大変で

あり、不穏によって秩序や授業の邪魔になる。授業中に黒板へ近づいたり、あるいは無目的に部屋中を走り回り、捕まえるのに難渋する。また、何ら進歩がない。もし両親が幼児期の発達異常を前もって医師に話していなかった場合には、たいてい学校環境への組み入れの困難が最初の精神医学的診察のきっかけとなるであろう。やがて決まって不穏の多彩な表現型の他にきわめて明確な欠陥が明らかになる。一つは相当なる言語発達の障害、もう一つはしばしば非常に容易ならぬほど不十分な学業成績である。

運動性言語発達障害は、多動児の症状のうち最も多くみられる。それは、まずはしばしば言語の話し始めが遅れていることであり、発語の最初の言葉は時には2歳の終わりか、あるいは3歳の途中でしか出現しない。しかし、時には4歳になってもまだ言葉を発しないこともある。別の言語発達障害のケースでは、最初の言葉の発声は生後10カ月から15カ月の間でみられるが、その後の発達が非常に遅い。結果、これらの子どもは15歳、あるいは16歳前にしゃべられることはほとんどなく、時にさらに遅くなってから正しく言葉を学習する。

言語の障害は－これは発語の進歩が遅れているケースと同様に、話し始めの時期が遅れるケースにも同様に言えることであり－構音が不明瞭なものとして現れる。そして言語表現が稚拙な例では、しばしば全く理解不能であり、かつ結局構音不能の喃語に至る。さらに、文章形成に欠陥がある。3歳から5歳までの間に正しい文章が作れず、単に言葉がばらばらに発せられたり、場合によっては孤立した状態で並列されているに過ぎない。子ども言葉は長く残り、最終的にこの言語障害は、手持ちの語彙は非常に乏しく、正常の児童の言語発達と比べて、極めて緩徐に（言葉の）広がりが増大して行くに過ぎないことによって特徴付けられる。一般的に言って、たとえば6歳か7歳頃に言語が成熟域に達したとしても、しばしば個々の言葉はなお単に構音の悪さか不明瞭なものとして残るであろう、これはずっと昔の言語欠陥の残渣として長きにわたって残ることになる。4歳、あるいは5歳の多動児の病歴にある一つの典型的な記入例には以下のように書かれている。"3歳のときから彼は不明瞭な話し方を始めた。最初はただ別々ばらばらの言葉をしゃべっていた。彼の語彙は以来、増えることはなかった"。

たびたび報告されるのは、児童たちは確かに自発的にしゃべることはほとんどなく、話しても正しくはない。しかし復唱はよく出来る。たとえば叫ぶような声高の発言という明らかな傾向が繰り返し注目される。意味のないシラブルが並列しているのはしばしば一つの運動衝動の現れにしか過ぎない。児童がまず幾分かしゃべることが出来る時、彼らは時に卑猥な表現や憎々しい罵りの言葉を好むのである。そういった表現は一見ひとつの運動の爆発の等価物として機能することがある。これはちょうどその他の運動障害、たとえばチック病（maladie de tic）あるいは小舞踏病（chorea minor[*10]）において似たような観察がなされる。重度の知的障害児（白痴 Idiotie）におけるように、多動児においてもしばしば、彼らは言語発達が十分でないにもかかわらず、メロディー了解が比較的良好であり、たとえ歌詞がないにもかかわらず、たとえば流行歌や民謡を立派に歌ってみせ、そしてたびたび歌を歌うときにはいつもより分かりやすい言葉でよりよい言語能力を表す。たびたび観察されるのは、早期における幼児期

の言語発達段階にて、歌うこと、おしゃべり、単なる喃語は運動表現として役に立っており、これはある程度の辛抱強さがあれば長い時間かかっても了解されるものである、その歌などは誰が聞いていようとお構いなしである、ということである。

症例の大多数は言語形成が遅れてしまっている、あるいは遅れているにもかかわらず、正常を目指して辛抱強く、絶えず努力する発展によって特徴付けられているが、他方、一人ひとりの患者では明らかに言語の悪化、すでに獲得した発話能力の喪失が注目される。言葉の始まりはよかったが、多かれ少なかれ言語能力の相当な後退を示すこのような症例では、予後が良くないようである。このような患者は例外なく後になっても、言語領域のみならず、欠陥を示せざるを得ないといえるかもしれない。

運動性の言語発達の領域においてみられる抑制とは明らかに違って、ほとんど言語理解がより良くて、たいていはさらに時期に合った発達がある。多くの親達は、自分達の子どもは"確かに発語においては遅れているが、しかし思考力の面では遅れてはいません"と報告する。子ども達は全てを理解しており、また言語的には全くか、あるいはわずかしか自らの意見を述べることが出来ないにもかかわらず、彼らはより複雑な指示さえも正しく実行できています、とも述べる。ただ、十分観察している両親だけが言語理解の程度を判断できる、というのはまさに子ども達はその特性によっては、親達と言語的コミュニケーションを取るという多くの努力には全く反応しないからである。したがって、決まって言語理解は個々のケース如何によって、より詳しいテストをすることで最初の印象によって想像していたよりはより良い、という経験をする。

多動児の全体像の分析による知能の判定は確かに最も難しい部分である。まずは互いに非常に異なった三つの要因を区別にしなければならない。つまり、知的能力、自発行動における知的働き、系統的知能検査の課題克服であろう。

正確な知能の検査はこれらの児童においてはたいてい実施出来ない。彼らはその不穏状態のため、常に新しい対象物に目が向き、それもいつも束の間だけである。したがって、彼らは注意の固定が重度に障害されている。この転導性亢進に基づく注意集中不能は、たとえ一過性にしろ診察状況を通じては改善することは出来ない。知能の系統的検査の困難の一つは、患児からはしばしば彼らに特有の拒否症のため、質問に対して彼らの能力を十分利用しきれていない、単に不十分な返答がすばやく返ってくるだけであり、それは彼らが質問を受けることを不快と感じる縛りから逃れることにあろう。彼らは質問の意味を理解することなしに、的はずれの返答をする。何故なら、彼らはこういう方法で、不愉快な状況から即座に逃れたいからであ

---

*10　Erwin Straus：舞踏病後の運動障害、特にChorea minorのTicに対する関係についての研究を参照。Monatsschrift für Psychiatrie u. Neurol. Bd. LXVI（1927）, P301以下を参照。
　　Schröderは最近出版された彼の著書（児童の性格と彼らの変種性 ブレスラウ 1931）の中で、こういった病像をErethie（過敏興奮状態）という集合概念のところでそれに言及している（P64以下を参照）。彼の指摘では、ErethieはSchwachsinn（知的障害）と見誤らせることがあったり、あるいは障害児が実際そうである実態よりはより一層それらしく見せかける。それと運動不穏の改善後、知能の程度はしばしば驚くほど良いようである。

る。したがって知能テストは彼らの知能の判定に役立たない。こういった患児の知的資質を明らかにする別の試みの難しさは、注意集中障害により、知識や技能の獲得、したがって知的成熟の促進が相当な程度障害されていることにある。したがって、知的成績もいつもと同じ程度に知的能力の基準として評価され得ない。

　多動児は確かにその知的能力に関して、特にその病像が進行の頂点に達していれば、一般的には明らかに知的障害があるという印象を与えるが、しかし、症例の一部についてのみ当てはまる。まさしく、それは精神運動性に起因する仮性の知的障害ということが出来る。言語の発達に欠陥があるのも知的障害を印象強くすることが明白である。知的欠損の程度は、我々が当初思いがちな児童の知能について、最も不利な判断と合致するのはまれである。知的欠損の程度は決して現病歴に依ったり、罹患の時期に出来上がった残積能力に基づいて最終的に明らかにされるのでは決してなく、多動性の消退の後に始めて（知的）欠損の全く意味のない実際の大きさとして表面化する（このことは経過を叙述するときに明らかになるであろう）。運動不穏が患児達の精神的成熟度の判定にとって相当の障害となるゆえ、真の多動状態においての知的能力の一定の病像は手っ取り早くは最善なのは入院させることによって（患児の）全行動を詳しく観察することにより可能になるであろう。

　多動児を入院病棟において正確に観察したり、家庭内での彼らの行動について追跡したりすることで、ほとんどのケースで彼らの手際のよい自発的行動において、診察の場での彼らの挙措からは予想できないと思われる多くの知的能力を確認できる。多動児に何かを教え込むことが困難なときでも、彼らは驚く方法でたびたび技術を習得する。重度の知的障害の印象があり、かつすでに単純な指示、要請に対して失敗するような児童においてさえ、自発行動の場合には比較的良好な知的能力の現れがみられる。しばしば彼らは、衝動（刺激）が外部から来ないときには、まさに複雑な行為を正しく実行できる。彼らは家庭内でやるべきをよく知っており、洗濯をすればタオルを持って来るし、水をこぼせばふき取り、父親が服を脱げばスリッパを持ってくる。この自発的表現において彼らはしばしばその記憶力の程度によっても周囲を驚かせる。家事に関して何かの事柄がいくつか（解決されずに）そのままに放っておかれている場合でも、彼らの注意力の乏しさや非常に低い（注意）転導性を考慮して想像されるよりもはるかに良くそのことに気付いている。一度見たものを彼らはすばやく上手にまねをするだけではなく、相当時間が経った後でも思い出すことが出来る。特にメロディーをこともなげに思い出すことが出来ることはすでに触れた。一般的には、実際上の行動において現れる自発的な知的作業は、児童の知的能力の全てを発揮していないようである。特に我々が行った疾患の経過観察から、これらの児童の行為を彼らの知的能力の尺度にすることは出来ないことが分かった。結局の所、多動児は彼らの知的欠陥にもかかわらず、通常何ら知的障害児の顔貌ではなく、行き来する眼差しや幾分ともよくまとまった表情により特徴が認められる。

　身体に関しては、この種の患児はほとんど病的所見がない。近親者はたいてい特に強度の唾液流出を報告する。また、いくつかの入院ケースでも唾液分泌亢進が確認された。腰椎穿刺は

限られた症例のみに実施された。時には髄液において軽度から中等度の細胞増殖が見られたが、その他の病的変化は全く見られなかった。我々の症例のかなりに部分において、既往歴を聞くとてんかん発作、しばしば大発作があり、時には欠神のみであった。我々の全症例でてんかん症状を伴う高い比率（パーセント）は以下の統計的概観から分かる。

まず、いくつかの症例報告によって述べたところの状態像の描写は、典型的特徴の大部分が一致していることと、個々の変種について明らかにする予定である。

症例2　Ursula L.

彼女は2歳半で総合外来での診察を受けた。両親や家族に関して何も分かっていない。生後7カ月で養護施設に入り、診察を受ける時点までまだそこにいた。当初、発育には何ら目立った所はなかった。1歳半でしばしば原因を特定できない発熱があった。2歳の時に、いまだ発語がないことが分かった。患者は変わっている印象を与え、だんだん"奇妙に"なってきた。他の児童のように遊ばなく、無理に引っ張ったり、引っかいたり、叩いたりと非常に不穏になってきた。もはやじっと座っていることが出来なくなり、あちらこちらをよじ登り、なんでも手に取り、何をやっても根気が続かない。家族は彼女を家においておくことが困難になってきた。時々、数秒間続く発作を来たした。施設の職員は、これは体全体の震えだろうと思った。…身体検査では、年齢相応の身長で栄養状態も良く逞しく、他には病的所見はない。診察で異常なほどの不穏を見せることが分かった。患児は絶えず動いており、何か珍しいもの、たとえば反射用ハンマーを見せると、その瞬間だけ落ち着かせることが出来た。Ursulaは言語表現にはほとんど応じなかった。自発的には単に喃語を発するだけで、その言葉からは何ら詳細なことは理解することはできなかった。

症例3　Ursula W.

Ursula W. は4歳半で初めて総合外来で診察を受けた。家族の陳述によると、彼女は1歳半で歩き始めた。3歳で風邪を引き、4歳ではしかを経験した。およそ2歳で話し始め、2歳9カ月の時には比較的よくしゃべっていたそうで、その後ちょっとした子どもの詩を暗唱できたという。風邪を引いてから二、三週間は全くしゃべらなかった。4歳になってからはますます落ち着きがなくなり、今では終日動き通しであり、もともとほんの一瞬だけ人形を手に取るだけで、くるっと回ったり、絶えず踊り歌を歌い、そのうえ流行歌のメロディーは正確に歌うことが出来る。あらゆる物を手に取り、保存しているものは何であれ、長く手元に置くことはない。この状態は再びやや改善された、半年前にはただ跳ね回っていたか、あるいは紙を引き裂いたりしていた。今では短時間ではあるが彼女に何か読んで聞かせたり、彼女と一緒に遊んだりすることが出来るそうだ。現在は彼女は以前ほど反抗的ではない。しかし、食事の時には全く"自

制が効かない"。注目されるのは、彼女は何処においても勝手が分かっており、すでに2日目に母親に幼稚園への道を正確に教えている。言われたことは正しく俊敏に実行する。たとえば新聞を取ってくる。その手際良さのからして、それほどいやそうではないにしても、彼女の動作は確かに行儀が良い。幼稚園では彼女の非常な落ち着きのなさが目立ち、皆、彼女をそこにとどめ置く気はない。当人は逞しい体付きで、身体に関しては年齢相応に育った子どもである。立ち入った身体検査は行われなかった。Ursulaは絶えず動いており、彼女を寸時でも大人しくさせようとするいかなる努力にも四肢を力任せに使うなど激しく抵抗する。顔面の神経支配には左右差は見られず全く異常なし。言語表現において構音が非常に不鮮明で、主に子ども言葉を話す。（言っていることが）分かるのは、彼女が時々コーヒーが求めるときだけである。

　Ursulaを落ち着かせることが出来ないので、知能テストの実施は不可能である。彼女は終始部屋の中を歩き回り、数秒たりともじっとしていない。なんでも手に取りあげるが、彼女は比較的正しくその物品を利用している。男性の診察医の腕時計に少し興味を示し、時計を取り上げると不機嫌になり、再び時計を懐中から引き出そうとする。

　最後に、ある児童の病歴を追加する。この児童は多動の他に著しい気分高揚を示し、知能に関しては何ら認めるべき障害がなかった。

症例 4　Hans-Jürgen B.

　Hans-Jürgen B. は、4歳3カ月でCharitéの神経科の児童観察病棟に入院した。家族歴は異常なし。分娩も正常。児童の歩行や言葉には異常はなかった。2歳で正しくしゃべった。彼は小さいときから尋常ではない落ち着きのなさを示した。たとえば梯子や窓、戸棚であろうとしょっちゅうよじ登る。落ちようが転ぼうが何も訴えない。自ら受けた傷によっても後々まで決して感情の動きを見せることはなかった。彼は階段の手すりを滑り降りるのが好きである。両親に対してはいい子であり、強いやさしさを求めた。ただ彼はすぐ不機嫌になる。他の子ども達との共存が苦手であり、わがままで仲間には加わらない。彼の遊びはしばしば意味のないような印象を受ける。彼は水道の栓をひねる、電気のスイッチを触る、大きな音を立てるものなら何でも喜び、金槌で窓ガラスを打ち砕き、物を窓から投げ捨てる。彼は怖さや危険知らずである。泳げないにもかかわらず、プールでは6mの高さの飛び込み台から水に飛び込む。見知らぬ人に対しては非常になれなれしく平気である。昼食時には特に難儀であり、別の日の時間帯においては、彼はしばしば極めて大量に食べる。ある夕方などは、両親が彼をベッドに寝かせた後、すぐ起き上がって窓を叩き壊し、花を置いてある台の上によじ登る。落ちてくるガラスの破片によって通行人が4階の窓際にいる児童に気づき消防署に通報した。Hans-Jürgenは消防隊員に警告されているにもかかわらず窓から飛び出し、消防のクッションに無傷の状態で救われた。その後行われた臨床観察では、この児童は非常に落ち着きのない子どもであることが分かった。彼は病棟では常にあっちこっちへと歩き回る。"彼を止めると身もだえし、再

び自由になる。他の子ども達とは比較的良い関係を保っているが、遊ぶときには忍耐に欠ける。系統的知能テストに彼を集中させることは出来ない。彼の知能の程度によれば、患者は彼の年齢基準よりは遅れていることはないようである"。髄液の軽度の細胞増加を除けば、身体的には何ら異常所見はない。

　こういった症例を研究する際、我々が特別な注意を向けてきたのはその経過に対してである。それについて文献で何かが報告されていることはほとんどない。すでに久しい以前から、個々の症例を追究していると否が応でも、これはたいてい後々の残る欠陥ではないという観測が浮かび上がってくる。これは文献でも医師の判断でも常にまずもって見られ、必然的に予後不良という立場で落ち着くような見解であろう。それはむしろ、時間的に限られた特徴である経過の一疾患過程であるように思え、予後からすると一般的に考えられ、そして状態像の重篤度から予想されるよりは、実際上はより良い見通しを呈する経過である。医療的、かつ治療教育的手段のためにさらなる経過の予見を持っている大きな意味のために、そして疾患像の理論的論述と臨床的組み込みのための問題に帰着する決定的な役割に関して、我々は系統的予後研究（追究）を行った。

　この多動性の経過についての我々の研究は、落ち着きのなさの始まりはほとんどが3歳と4歳の間にあり、時にはそれよりすでに早期に始まるが、それより遅く発症することはまれである。ある程度にて、しばしばすでに小さいときから一種の運動不穏があったと報告されている。しかし、この運動不穏はやがて3歳前後に急速に増悪するまでは、それが病的なものとは思われていない。そしてそれが両親をして医師の下を訪れるきっかけとなる。両親は何かの神経疾患の疑いを抱き始める。何故なら、それまで特別な活発さの徴候だろうと考えられていた運動不穏は、容易ならぬ程度のものとなり始めたからである。別のケースでは－これは一見してより頻度が多いようであるが－児童は最初の何歳かの時に異常に静かな子どもではと述べられている。結果、多動の始まりによる突然の行動の変化は、緊急事態を思わせる。若干の症例では、落ち着きのなさは、熱性疾患によって引き続いて起こっていると報告されている。症例の相当数では、不穏状態の始まりはすでに触れたように、てんかん発作あるいは欠神の出現と同時である。こういった症例では不穏状態は年余にわたっても続き、それは発作が同時にさらに存在したままで残るか、あるいはやがて治まるかは関係ない。

　運動不穏は日々の変動がなく、終日にわたって続くのが常である。時には夕方ごろ（不穏の）増悪が見られ、入眠障害があるのはまれである。どの症例のケースにおいても顕著な睡眠障害や本来の夜間不穏は報告されていない。むしろ夜間睡眠には全く異常が見られないのが通常である。但し、児童を午睡させることは出来ない。

　児童の大多数は4歳から6歳までの間に始めて病院へ連れて来られる。不穏の頂点は6歳頃にあるようである。追跡研究（予後）で一致して明らかになったのは、運動不穏は、たとえば7歳の間に治まり始め、一般的にはその後の数年間に消失する。個々の症例においてのみ一定の運動の不安定さが後に残る。多動病態が完全に消失して初めて、児童の今後の成長がちょっと

した、あるいはより大きい知的欠陥によって障害されるかどうかがはっきりしてくる。知的能力は運動不穏の後退と共に改善される。すでに、多動状態の間の不十分な知的能力は落ち着かない動き、注意の転導性、それに起因する学習不能によって引き起こされることは指摘した。さしあたって、運動不穏の改善のみがどの程度知的作業の改善の基になっているのか、あるいはどの程度知能自体が病的過程の消失によって良い方向に発展していくのかは確実には決定できない。

　幼児期の知的発達は－それが小さい時から正常閾を下回っている限り－気付かれることなく経過して行くようである。結局、－たとえば運動不穏の始まりと同時に－知的不全が注目されるが、たいていはまったく徐々に現れてくる。しかしまた、突然始まる能力の悪化と同じように－悪化の発現は言語発達の叙述の際に言及した－知的能力の突然の悪化にある。おまけにこの悪化は言語に関する後退より頻度が高い。言語の後退はしかし比較的わずかの数のケースにおいてのみ、おそらく疾患の始まりにおいてみられる。それは、常に欠陥状態の症状であり、その結果、一般的にはこれらの症例を予後不良なものと呼びうる。

　不穏の消失のあと、確認される改善の度合いは個々の症例においてさまざまである。我々はほぼ正常な知能に達している児童、またかなりの欠陥が残っている児童を知っている。我々が観察した疾患経過のうち、3例にはより粗大な欠陥が残り、5例では明らかな不足があったものの知的改善が見られた。7例では改善はかなりのものであった。結果、患児達は知能に関しては、ほとんど、あるいは全く正常閾値以下にはなく、さらに普通の学校で皆についていけた。こういった経過様式の証拠例として以下に報告する病歴のうち最初のケースは、特に一人の児童の発達の報告として有益であろう。彼は2歳のときから9年以上にわたって観察され、てんかん発作が続いていたにもかかわらず、学校では通常の教科をやり遂げた。自余の例でも改善が記憶に留まる。しかし、知的成熟の結末についての最終的判断を下すにはまだ時間が十分経っていない。

症例5　Kurt Heb.

　彼は2歳半で母親と共に初めて総合外来へやってきた。（母親の陳述では）彼は静かに眠れない、叫び声をあげる、生後3カ月の時から痙攣発作がある。けいれんは、彼が不安そうに走りながら、痛いよー、痛いよー！と叫び、母親の所へ行き、胃の辺りを示すことで始まる。その後倒れて硬直して眼球が回転し、両腕を痙攣させ、両脚もばたばたさせる。その時にはもう意識はない。これが2～3分続き発作後には彼は非常に疲れ切っている。また発作時には失禁している。痙攣発作において体側優位は見られず、当初発作は4週間おきに起き、それが1日に20回にもなった。ごく最近の一年は8～14日おきにあった。つまり日におよそ4～5回の発作があった。発作の始まる前の二、三時間、時には一日前に、彼は極めて無口で機嫌が悪く、ぐずっていた。非常に活発な子どもで絶えず見張っていなければならず、至る所によじ登り、一瞬たり

第6章　児童期における多動性疾患

ともじっと座ってはおらず、絶えず何か別のことを企てているようであった。
　診察室で児童はすぐなれなれしくなり、紙くず箱のところへ行って箱を振って空っぽにしそれを頭にかぶる。机の上の消火器を取り上げて他の患者のところへ行く。こうして彼はいささかの物怖じやはにかみを見せない。手にしてはいけない何かを彼から取り上げると、大声で泣きぐずり、ほとんど宥めることが出来ない。そして長い間、飴玉の包み紙を剥ぎ取ることに熱中している。少年は非常に反抗的になるので、身体検査は出来なかった。母親の陳述によれば、知的には利発な子どもで、部屋にいても様子は正しく把握しており、家庭内においては、必要なものが何処にあるか知っており、身綺麗にして歌を歌い、体の各部分を正しく示すことも出来る。ただし、知能検査ではテストにほとんど集中させることが出来なかった。
　Kurtは3カ月後に精神科の児童観察病棟に収容された。〔てんかん〕発作はそのうちにルミナールナトリウムにより治まったが、薬物が中止されてからまもなく再び起こった。母親の陳述では、少年には生後5カ月間には何ら目立った所は見られなかった。夜間は十分眠り、叫ぶこともそれほどではなかった。彼が5カ月の時に最初の大発作が起こった後、初めて異常に気付いた。一年前から小発作が出現してきた。過敏になってきており、ちょっとした事で震え上がり、反抗的で非常に強情である。非常に野蛮で、他の子ども達から何でも取り上げる。彼はいまだに文章も作ることが出来ない。ボールや時計は正しく呼称できる。知能テストでは彼は年齢には全く相応しておらず、言語面ではたいてい短い表現のみできる。彼の思い通りにさせてやらないと強情になり泣き出す。身体的には異常なし。4週間後に退院。入院していた時には大発作は全く起こらず、時に小発作だけであった。その発作はルミナールで治まった。退院後一カ月、少年は以前より一層活発であり、飛び跳ねたり、這い回ったりし、いたるところで飛び上がって何でも手に取る。母親は家では彼とほとんどやっていけず、絶えず厳しく観察していなければならなかった。しばしば小発作があり、時には大発作が見られた。
　一年後、Kurtは新たに9カ月間入院した。母親の陳述では、そのうち最初の6週間はうまく行った。発作もなく、比較的温和であった。やがて再び頻回の発作が出現し、それと同時に以前のような不穏状態が始まった。児童は"本当にちょっとでもじっとしていられず"、絶えず家の中を走り回り、通りに出ても走り続けた。何ら物怖じせず、見ず知らずの人に近づき、従順さがない。知的には悪くなってはおらず、物分りは良い。しゃべる時にのみうまくいかないようである。それは同年齢の児童より遅れている。
　運動不穏は程度に差はあるものの、入院中常にあった。発作は頻繁に観察された。
　Kurtは10歳の時に再診察を受けた。母親がいうには、Kurtは退院後は取りあえず家にいた。穏和な印象を与え、入院したことが彼にとって良かったようである。ただし、今では非常に落ち着きがなく、じっと座っていられずに絶えず動いていた。当時彼は了解が困難なように見えた。何日間かは彼は"さらに利口"であったが、別の日々には彼は書付に書かれたもののみを商人から貰ってくることができた。これが交互に現れた。特に、4週、6週、あるいは8日週ごとに出現し、その後3〜4日続いておよそ1日に3回みられる発作後の数日間、彼は了解が困難で

119

あった。今では彼の了解はよりクリアであるようである。学校へ行っていた最初の頃は、彼は級友達に遅れているかのような印象を与えていたが、今では彼らと対等であるように思える。7歳の時はKetschendorfの治療養育園にいた。当時はまだ落ち着きのない不穏があった。そして変わらない状態で自宅に帰りそれから就学を迎えた。きちんと学校に通い、これまで落第したことはなかった。彼は今では地区の学校の第4学級に在籍している。彼は最初から良い生徒で成績も平均2〜3であった。計算課題には何ら特別な問題はみられず、ただ宗教の時間にのみ難渋した。歴史の読解は悪かった。体操も然り。彼はあまりにも硬くなり過ぎるそうだ。

彼の不穏状態はほとんど完全に弱くなっており、7歳で治まり始めた。性格的には以前と同様で変わってはいなかった。今でもなお彼が気に入ったものは何でも欲しがる。しかし、養育面ではもはや困ることはなく十分自立している。発作は同じ形で4週から8週間隔で何日にもわたって続き、たとえば1日におよそ3回ぐらい起こり、発作は毎回約2分間は続く。1回の発作の後は彼は覚えているが、無論発作中は意識がない。

診察ではKurtは温和な印象を与え、何ら運動不穏には気付かれない。十分に注意は集中でき、やや当惑した印象であるが、しかし質問には迅速に答えようと努めている。知能テスト問題には概して十分返答が返ってくる。ただ時々相違問題において失敗する。Binetの絵をチラッと見るだけのため、記述が不十分である。算数の加減問題は二桁の数字なら迅速・正確に実行できる。100の数を超える計算問題では、正しい解答を得るのにはややゆっくりである。

一年後、Kurtは二度目の再診察を受けた。母親の弁では、そのうちさらに大人しくなり、運動欲求は今やわずかにしか過ぎなく、以前の落ち着きのなさを知らない人であれば、彼の行動には目立った点もなく、普通であると感じ取るのではなかろうか。今ではしばしば、何時間にもわたって文章を書いたり、絵を描いたりすることに大人しく熱中している。庭では好んで木を叩いたり、犬や猫と戯れ、いじめたりはしない。木に登ったりすることもある。ブランコ遊びをしたり、何事をするにも以前のような不穏もなく、せかせかすることもない。彼は今では扱いやすく、ほとんど苦情の元にならずに従順である。まだいささか忘れっぽく、かなり注意が転動しやすい。彼は全体的に以前とは非常に変わってきた。学校にも進んで登校し、良い生徒になっている。ほとんどの教科で評価は2と3である。学校では不穏のため授業の邪魔をすることがなくなり、注意力の評価は良い。発作は同じ形で続いている。たとえば毎月数日にわたって二、三回発作をきたす。何日もの間、たいていは発作の後の幾日間か以前より数時間にわたって不機嫌でいらいらしている。今では進んで他の子ども達と遊び仲良くしている。

二日間の病棟観察入院の間もKurtは適応が素早かった。彼の行動は全体として全く目立たなかった。運動不穏の種々の特徴はもはやみられず、せいぜい目に付いたといえば多弁であった。特に安静が必要になる時間帯においてである。たとえば昼食時や午睡の間がそうである。病棟内では他の子ども達と仲良くやっている。ただ、同年齢のろうあのある少年とはちょっとけんかをする。少年を怒らせたり、あいつはしゃべることが出来ないんだと言ったりする。Kurtは全体として利口だがやや悪戯っぽく、正常な活発さを見せる少年の印象である。

症例6　Otto K.

　彼は4歳半で初めて診察を受けた。病歴によると、家族歴に特別なことない。鉗子分娩であった。発語は1歳半で今もなお構音が不明瞭である。歩き始めは遅かった。現在もまだ毎夜寝小便をする。日中の不穏にもかかわらず夜間は非常によく、しっかりと眠る。幼稚園では非常に落ち着きなく、あっちこっち歩き回り、何にでも近づいて行き決して物怖じはしない。通りに出れば逃げ回るため非常に注意しなければならない。最初の頃は、幼稚園で他の子どもを叩いたりしたが、今では彼らとは馴れ合いになっている。彼は幼稚園と自宅ではとにかく服従しない子である。遊びごとでは非常に落ち着きがなく、おもちゃでも移り気で一つのおもちゃからすぐ他のそれへと手が出て何の辛抱強さもない。－身体的には逞しいが小さな少年であり、ややはっきりしない子どもっぽい言葉がある。その他は異常なし－。

　この少年は診察時には異常なほどに不穏であった。部屋中を走り回り、何でも手に取り、装置類、戸棚などあらゆる物に近づく。診察ベットの上で体操を繰り返し診察のまねをする。自分の脚や顔面をとんとんと叩く。知能テストでは5まで数えられ、曜日は全部分かる。絵画に描かれた物も分かっている。ただ、集中力はなく積み木を与えると彼はすぐそれを投げ捨ててしまう。

　その後の検査は7歳の時であった。彼の行動は改善されていた。彼は小さい時から落ち着きがなく、それが長ずるに従ってますます増悪していった。当初、Charitéにいた時などは"それはまさしく恐ろしいものであった"。当時、この不穏状態はほとんど制御不能であった。机や椅子に登り、彼が手にするものは全て壊してしまう。言うことを聞かず、通りに出れば大声を張り上げ、誰彼かまわず話しかける。乳母車を見れば、それに乗り激しく暴れるため、乳母車をひっくりかえるのではないかという危険があった。店屋ではあらゆる物を手に取り、近くに犬や猫がいればその尻尾を掴む。彼は何者によっても注意を引き付けることは出来なかった。どんなすばらしい遊び道具があっても、彼を長くそれに引き付けておくことができなかった。

　"彼にとっては動くこと以外、いかなる物にも意味がなかった"。走ることが彼の一番好むものであり、また他の子ども達を"突っつく"ことであった。小さな子どもであれば、彼らを叩いたりもした。当時は理解が難しいようで非常に物忘れをする。何事にも興味を示さない。ちょっとしたものを調達することさえできなかった。通りへ放っておくこともほとんど出来なかったし、おまけに手元におくこともできなかった。5歳まではうまくしゃべることが出来ず、正しく発音ができず、単にばらばらの言葉を支離滅裂に言葉にするだけであった。6歳、つまり昨年になって著しい改善が現れた。少しづつ物分りが良くなっていくようであった。動きも目にみえて沈静化し、どんな刺激にも応じることを止めてしまった。今でも日々ぶり返しはあるものの、それは以前の不穏と違ってそれほど悪いものではなかった。言語も著しく改善され、彼の話す言葉も今では全く異常はない。学校では従順で行儀が良かった。落ち着きのなさが訴

えられることはない。よく勉強し、計算と読解力では1を取り、体操は3で書き取りは4から3に上がった。知能テストでは、二桁の計算問題を間違うことなく解くことができ、絵に描かれた場面は年齢相応に叙述できる。

症例7　Werner F.

　Werner F. は初診時は6歳半であった。彼は1歳半で話し始め、初診時には会話は悪かった。3歳半の時に明らかな不穏状態に気付かれ、6歳になってから頂点に達した。じっと座っていることが出来ずに絶えず動いており、おもちゃで床を叩く。家族は彼は知的に遅れているという印象を持った。診察時の彼の行動は、主として強度の運動不穏によって規定されていた。知能テストに注意を向けさせることは出来なかった。
　その後の診察は9歳の時であった、運動不穏はほとんどなく彼は校則にはよく従った。ただ最初の一年間、教師は彼の不穏状態によって授業が妨げられることに気付いていた。母親は、彼が知的には以前のようにそれほど同年齢の生徒にもはや遅れてはいないことに気付く。そうこうするうちに会話も良くなり、知能検査ではある程度欠陥はあるものの、決して明白な軽愚ではなかった。

症例8　Kurt H.

　Kurt H. は初診時は6歳半であり、3歳でしゃべり始め、5歳で幾分か上手に会話できた。3歳時に脳炎を罹患したそうである。当時はおそらくてんかん発作もあった。5歳で突然強い運動不穏が出現した。これは初診時にはっきりと観察された。この不穏状態のため、就学はしなかった。知能に関して彼は総合外来の診察にて軽愚と判定された。
　3年後、Kurtが居たMoritzburgの療育施設からの報告で、彼は8歳まで学業での進歩はなく、また非常に落ち着きがなかったことが分かった。9歳で不穏は治まったが、しかしなお不完全なものであった。知的には9歳でおよそ年齢相応であった。発作は見られなかった。

症例9　Otto H.

　Otto H. が総合外来にやってきたときは2歳で、ただ前後の繋がりのないばらばらな言葉を口にしただけであった。彼の養父母は、彼は全く意味のある遊びが出来ず、単に絶え間なく部屋中を走り回って一時も静かに出来ずに何の辛抱もみられず、紙を引きちぎり、水道の栓を捻っていることを奇妙に思った。後々の検査で明らかになったのは、この落ち着きのなさは、4歳頃に特に増悪していた。"彼は絶えず動いており、そのため一層生き生きしてきた印象を与えた"ということである。Ottoは言語発達の進行が遅いだけであったにもかかわらず、すでに

早い時期にメロディーを簡単に把握し、うまく口ずさむことが出来た。彼にとって計算は難しい。7歳で居住区の学校に就学し、半年後養護学校に変わった。彼の不穏が周囲の邪魔になったからである。8歳から9歳にかけてこの不穏は少しづつ治まり、10歳で児童は完全に温和になってきた。養護学校は第二学級まで行った。

14歳の時の診察では、運動面に異常な点はなく、身体検査では何ら病的所見はみられないものの、知能テストでは成績が非常に不十分で、明らかに知的欠陥があった。

症例 10　Friedrich K.

Friedrich K. は初診時は3歳であった。当時、熱性疾患に引き続いて起こった発作が半年間続いた。2歳3カ月で話し始める。彼は小さい時から非常に落ち着きがなかった。発作の出現以来、この不穏はかなり増悪してきた。少年に注意を集中させることは困難であり、知能についての確かな判断を下せなかった。

5歳半で追跡検査を受けた。そのうちに彼は1回のみ痙攣発作を起こし、強い運動不穏がおよそ半年続いただけであった。その後この不穏は再び徐々に減少していった。さらに大人しくなってからは、注意の集中が容易になった。幼稚園では特に目ぼしいトラブルはなかった。しかし総合外来での診察では、一定の不穏が目立ったものの、知能テストの成績は年齢相応の基準に一致していた。

症例 11　Karl N.

Karl N. は初診時は7歳であったがまだうまく話せなかった。4歳でまず歩く、話すことを学び始めていた。それ以来明らかな不穏が認められた。強い運動不穏のため、彼の知能は系統立てて検査することができなかった。少年はいかなるものによっても繋ぎ止めることは出来なかった。

彼は13歳時に追跡検査を受けた。不穏状態は12歳まで続いたそうである。半年来、行動はより穏和になり平均的になってきた。言語はいまだなお不明瞭であり、養護学校の第6級への移動が目前である。知能テストには強度の知的遅滞が表れ、発作は観察されなかった。

症例 12　Heinz R.

Heinz R. は4歳で外来に連れてこられた。当時まだ子ども言葉をしゃべっていた。行動は驚くほどの運動不穏により支配されていた。彼の幼児期の発達に関しては、何も詳しいことは分かっていない。

予後追究時は4歳9カ月であった。不穏はまだ完全ではなかったが、そのうち改善された。言

語も彼が収容されていた施設の報告から分かるように、十分発達していた。彼は最終期には学校での進歩がみられたので、引き続いて普通学級へ入ることが出来た。

症例 13　Heiz Sch.

　Heiz Sch. は初診時には6歳であった。1歳半で話し始め、5歳で初めて良く話せた。診察時にはすでに長く続いている明らかな運動不穏を見せた。知的には彼は集中力がなく、成績が不十分であった。

　9歳で追跡検査を行った。落ち着きのなさは7歳で頂点に達したものの、以来目にみえて和らいできたが、なおある程度は残ってはいる。学校では協調性がなく、著しく注意の転動がある。知能検査では軽度の軽愚状態であった。

症例 14　Martin Z.

　初診時は4歳であった。言語発達は正常に始まったが、しかし話し言葉の学習は非常に緩徐であった。1歳9カ月の時に、小発作（petit mal）が出現し、4歳でかなりの運動不穏が現れた。検査で軽愚であることが判明。注意の転動性が著しく亢進しているため、知能検査はほとんど不能であった。

　予後追究時にはMartinは6歳であり、暫時改善した後、不穏はそのうち悪化した。最近の数カ月間はその不穏は明らかに良くなり、発作ももはや見られなかった。Martinは注意・集中することが出来ず、落ち着かせるのも出来なかった。知的には明らかに正常以下にあった。

症例 15　Wolfgang E.

　Wolfgang E. は初診時、2歳3カ月であった。彼は最初の2年間は特に物静かであったが、最近になって運動不穏が目立ち始めた。3歳になって初めて話すのを覚え、言語理解は一応正常の発達を示した。診察時には多動状態が前景にあった。知能は判断が困難であり、注意を固定させることが出来ず、知的障害の印象を与えた。

　4歳半の時に追跡診察が行われた。不穏は半年来、僅かながら治まっているようにみえた。ただ彼はすぐいらいらする。言語発達はなお不十分であった。知的には確かに正常域より遅れを取っていたが、彼が第一印象で与えたほど知的障害は見られなかった。今や彼は知能テストにおいて注意・集中は良く、十分興味を示した。

　これらの経過の叙述と関係して触れておきたいのは、状態像を基に報告した症例2と3（Ursula L.とUrsula W.）の両症例も、最初の外来での所見を得てからおよそ1年半後に行われ

た追跡検査にて運動、言語、知能に関して明らかな改善を見せていたことである。

我々の研究の基になっている全素材は、もっぱら1921〜1931年までのものに由来する。ただし、この期間中に観察されたこういった多動症例のほぼ全体を把握しているものではない。45例のうち一部は総合外来で、一部は入院で観察した。これらの症例は残らず運動不穏の典型像を示した。42例において特に言語発達の障害が認められ、その場合18例において発達開始の遅れ、24例では緩徐な運動言語の発達、43例では多動期間中の知的能力の障害が確認された。19例ではてんかん症状が見られた。

数年間にわたって観察され、もしくは追跡検査されたのは初診時にすべてが明らかな運動不穏を示した15例である。12例では不穏はきれいに治まり、3例において改善がみられた。4例はまだなお観察中であるが、これらはまだ7歳には達していない。7歳になるとたいてい多動相の最終的な消退がはじめて出現するのが常であるからである。

経過観察をした15例のうち一人は事故で亡くなった。3例では著明な欠陥が残り、3例では運動不穏の消退のあと、知的能力は少しも正常に達していないにしろ改善が見られた。4例ではかなり改善しており、知能の僅かな遅れ（2例）、あるいは正常と変わりがない（2例）状態であり、ほとんどが正常学級でついていけた。その中、1例で発作が残った。4例では観察期間はまだ終了しておらず、子ども達はなお多動相にあるが、しかしすでに運動不穏が減退してからは彼らの全行動により僅かな障害がみられる。

15例の経過観察例のうち4例中2例が言語発達の制止をみせ、のちのちも言語は悪かった。この2例は粗大な欠陥状態であった。経過を追って観察された症例のうち7例にてんかん症状が見られた。

ここで我々は、資料とデータを基にしてこの疾患の臨床的位置づけ（分類 Einordnung）に関する立場を決定できるかどうかという問題に目を向けるならば、以下のように総括し主張をしたい。この場合、少なくとも症例の一部においては児童の障害の始まりは、最初は何ら異常をみせず、健康な発達を経験していることによってほぼ規定されていることが問題である。この障害はある程度まで進み、結局はその速度が弱まり治癒するが、その場合欠陥を残しているか否かである。むしろ、これらの結果が我々は外因性疾患過程と関わっているという考えと一致する。結果は、これが内因性発達抑止であるとは証明してはいない。この症候群が外因性のものであるという性質は、我々がすでに確認したように、一卵性双生児において双子の一方だけがこの疾患に冒されることによっても、我々を納得させるのではなかろうか。

症例 16　Hans-JoachimとPeter G.

Hans-JoachimとPeter G. は7歳のとき初めて診察を受けた。母親の陳述によれば、この兄弟は彼女が未婚時に生まれた。父親は健康ではあるが、昔は酒飲みで大量飲んでいた。母親の弟は子どもの時痙攣があった。Peterは先に生まれ兄である。Hansは2歳で歩き始め、Peterは弟

より歩行は3カ月早い。Hansは2歳で言葉を覚え、Peterは半年早かった。Hansは6歳でよくしゃべり、Peterは言葉が良くなったのは5年後であった。Hansは非常に重い病気により、今でも夜尿があるが、Peterは全くない。Hansはたびたび病気をし、百日咳、水痘、はしか、ジフテリーなどを経験したが、Peterは非常に少ない。二人とも高熱を伴った熱性疾患に罹患しやすい。Hansは9カ月前に痙攣発作を2回起こしている。彼は白目をむき出し体を硬直させ、意識を失い呼び叫んでも反応がない。最初の発作は半時間続き、2度目は数分であった。その後緊張が解け、疲労状態で眠る。二回目の発作に続いて肺炎と肋膜炎が起こった。Peterは一度も痙攣を起こしたことはなかった。夏には二人とも胃腸カタルを起こした。二人は食欲もあり、通じも良くよく眠った。二人とも以前は頻繁に寝汗をかいた。Hansは典型的な左利きで、母親もそうである。Peterは右利きで体付きは全体に健康面でも、能力においても逞しい。Hansにはしばしば両耳の耳漏があり、Peterにはなかった。今やHansは眼科医からメガネを処方され、Peterの視力は良かった。

　出産後、二人の子どもは私立の孤児院にいたが、孤児院に訪問しても母親には当初二人の間には何ら性格の違いは見られなかった。母親が子ども達を1歳9カ月で連れ帰った時に、初めてHansは一度たりとも座れず、大人しくぼんやりした印象を与えた。一方、Peterはすでにしっかりと両脚で立ち、非常に生き生きした印象を与えた。そのときから彼らは母親と祖父母の下で育った。3歳でHansには著明な不穏が現れた。彼は何ら目的もなく歩き回り、丁度"羽ばたいている鶏"あるいは"羽を体から広げて立っている放し飼いのガチョウ"のように両手で持って意味のない動きをする。Hansは好んで紙を引き裂き、おもちゃを壊し、騒音を立て始める。彼は何かによじ登ったりはしない、おそらく怖いのであろう。それに彼は大概不器用であったため、以来彼は根気がなく、静かに座っていることも出来ず、活発であった兄とだけ遊んだ。ほかの子ども達とは遊ばない。というのも彼らとは理解し得ないからである。今日でもなお、誰も彼とは遊ばない。彼はほかの子ども達とどう接して良いのやら、また他の子ども達も彼とどう接してよいのか分からないのである。同年齢の者たちは彼を決して真面目に受け取らず、より年少の者は彼にとってあまりにも小さすぎる。彼の不穏のためいつも注意の集中が出来ていないようである。彼はいつも何かほかのことをしようとするため、何も正しく頭に入らない。時折非常に強かったこの不穏状態は今日まで残っているが、しかしその激しさにおいてすでに勢いが落ちている。学校においては女性教師が彼の落ち着きのなさに困っている。彼はペンホルダー、ノートをもて遊び、書き取る代わりに彼はなぐり書きに没頭する。ノートというノート、封筒は全て彼によりなぐり書きされている。彼は今もなお多くのものを壊す。彼は一年前までおもちゃの正しい遊び方を知らなかったが今では良くなった。積み木を手本に従って組み立てることが出来ない。といっても以前はただごちゃごちゃに投げ散らしていた木塊を山積みにするだけであったが、今ではすでにしばしば家を組み立てたりする。椅子に座らなければならない時にはぐらつく。彼は走るのが得意であるが、しかし整然と体操することにはあまりにも不器用である。対して、Peterは何ら目立ったことのない発達を見せた。彼はい

つも正しく遊び、他の子ども達にも好かれ進んで彼らと遊ぶ。Peterは自分が非常に愛着を覚えているHansの面倒を良くみるし、反対にHansも然りである。PeterはHansと通りで遊んでいる時には、他の子ども達との遊びを止める。というのも彼らはHansと遊びたくないからである。Peterは不穏になったことはないが、逆に活発で利発である。Peterは体操が上手で、スポーツに熱中している。ボクシングの格好をし、Schmelingのようなボクサーになるんだと言う。彼はHansを非常に可愛がっている。Peterは自分のおもちゃをきちんと整理し、そこに誰も近づかさないように大事にしている。Hansはこの考えを尊重している。彼らは共有のおもちゃを持たないが、しかし互いのものを取り合うこともない。Hansは外で遊ぶのが好きで、特に砂遊びが好きである。Peterもそれを好むほか、ローラースケートもやる。Hansは不器用ゆえにそれが出来ない。Peterはほかの子ども達と遊ぶ時にはいつも態度が大きく常にリーダーであり、そのときには彼のクラスの最も弱い者達の先頭に立っている。Hansは愛らしくより従順であり、媚びる態度であれば、Peterはより控えめである。HansはPeterが再び物分りが良く、聡明であるほど従順ではない。Peterは興奮しやすく、短気な傾向がある。Hansは非難されることに非常に敏感である。Peterは自ら進んで家事を手伝い、Hansはその意志があっても出来ない。彼は多くの物を壊してしまうからである。Hansは不注意に辺りを歩き回り、すぐに飽きがくる。Peterは罰を恐れてうそをつくが、Hansは非常に正直である。Peterはずるく、誰からも問いただされることを嫌い、自ら何もしゃべらない反面、Hansはおしゃべりである。Hansはある時にはカツレツ一枚を、ある時には1ポンドのぶどうを盗った。彼は特に肉とソーセージには目がない。二人ともお金のことにはきっちりしている。Peterはしばしば沢山のお金に夢中になっており、非常に倹約家である。Hansは甘いものなら誰にでも与えてしまうが、PeterはHansだけにそうする。HansはもともとPeterの尻にくっつきまわっている者としてのみの役である。Peterはよく上手に買い物をする。以前はもっと進んでやっていたが、今ではPeterにとってもはや楽しくはない。Hansは（何をするかの）メモを渡される時のみ全部正確に片付けるが、Peterは全て頭で覚えている。Hansは用事を片付ける場合には自信がなくびくびくしている。そのため彼は買い物をせっかちに素早く片付けてしまう。反対にPeterは何処に何があるか見ておかねばならないため長い時間をかける。実際上二人とも躾をするには問題はない。Peterは学校が好きであるが、Hansはただ義務感で行っているだけである。Hansは最初の一年は、彼の落ち着きのなさによってクラスの邪魔者になったため落第をすることになった。彼は第8学級に、Peterは第6学級にいる。Peterは同級生をたびたび引っ張り込み、しばしば暴力を働いたりしたが、しかしそれ以外の点では何ら問題はなかった。良く勉強し、書き取り、計算も良かった。Peterは以前は歌に何の興味も示さなかったが、今では歌に楽しみを持ち出した。Hansは小さい時から音楽が好きであり、特に歌うのが好きである。復活祭以来、Hansは登校はするが、今だもってクラス内で邪魔をする。彼は脈絡のない文章を書き、なぐり書きをする。時には一度だって正しい文字を書いたことがない。計算も駄目で、数は文字を読むようなもので、組み合わせて読めない。注意を集中できず、遊び半分であり、いつも何か

手に持っていなければならない。読みは比較的良く、いつも同級生に側に立つが、彼らと友達になれない。復活祭への滑り込みは疑問である。Peterは平均的生徒であり、宿題はある時は進んで、ある時には催促されてやる。

　身体検査で以下のことが明らかになった。双生児の一卵性を証明する所見として、毛髪のつむじの一致、毛の色が同じ、両側眉毛の完全一致、歯列の違い（Peterは切歯が内側に向いている一方、Hansは犬歯が突出している）、耳朶は二人とも全く同じである。Hansは後頭部が著しく扁平で、とんがり頭（Turmschaedelansatz）を示す。後頭部の髪の生え際も同じであり、つむじも一致している。乳頭線に関してもPeterの右手とHansの左手は交換可能のようである。

　この双生児に施行した知能テストでは以下のような結果が出た。左右の区別は両人ともできる。「今の時刻は？」Hans "午後だよ"、Peter "午前だよ…まだ12時だよ"。「数を数える」Hansは "5、2、7"、Peterは100まで数えられる。いわゆる「美的比較」では、Hansは指でもって正しく示し、Peterは "右手です" と正しく述べる。「四つの色」は二人とも正しく見分けられる。同様に指の数も分かる。「絵画にある欠陥」に、Hansは必ずしも気付かないが、Peterはつねに気付いている。Hansは「計算」が駄目であるが、Peterは正しくできる（12－3＝9、16－5＝11）。「ビネーの窓の絵」Hans "男、小さい女の子、少年、それとテディベア、お母さんもいるよ。男の人が少年の髪の毛を掴んでいて、そこには帽子もある"。Peter "一人の男の人が隠れていて、その時、その男の人が出てきて、少年を掴んでいる。二人がガラスを割ってしまって、男の人は隠れる"。「目隠し遊びの絵」Hans "一人の男の人がいて、ちいちゃい女の子を捕まえる。これで三人のやつだ、ここにうんとちっちゃな子、あそこにもう一人いるよ"。Peter "ここでかくれんぼ遊びをしている、女の子とその後ろから追っかけている男の人がいて、男の人は女の子を捕まえようとする、その辺のものを投げたおしているよ"。「挨拶の絵」Hans "女の人と、まだ二人の子、男の人が一人、あそこで寝ているよ。これは帽子だ"。Peter "ここに二人の女の子が窓から覗いているし、少年が倒れている、歩いてくる男の人がこっちを見なかったからです。その時少年は滑って転んだね"。

　ここで一般的に主張した、一卵性双生児は本質的には一つの同じ素因を示しているという仮定は、我々はこの観察を当該の双生児においては完全治癒ではなく、欠陥治癒に終わる外因性疾患過程であると解釈する根拠となる。双生児のどちらも知的状態において相違があることがこのことを明らかにしている。

　この外因性過程の病態生理学的基体をより詳しく規定するために、決定的結論を引き出すことを可能にする程のより確実な手掛りがなお欠如している。この疾患とてんかん発作との頻繁な結びつきはまず一番により狭い意味での器質性過程を考えさせる。発作の種類によって真性てんかんとの確実な鑑別が出来ないとしても、てんかん性の特徴のある本体（性格）変化の欠如－特に早期から高頻度にてんかんの大発作、あるいは頻繁な小発作（petit mal）状態が出現

したケースにおいても－は、むしろ器質性の病巣疾患の起因するてんかんを考えさせる。典型的てんかん性の欠陥状態が一度だって見られず、発作の進行にもかかわらず知的改善がみられることがある。てんかん発作も運動不穏もまれならず、熱性疾患に続いて現れていることなどもこのことを物語っている。しかし、すでに言及したように、身体的検索は確実な器質性所見を全く示さなかった。これは器質性過程なのであろう、という我々の推測はこれまで聴取し得た唯一の解剖学的所見により、ある程度まで支持されていた。この所見は上記のような症状を典型的に示した不慮の事故で亡くなったある児童にみられた。

症例 17　Ingeborg K.

　　Ingeborg K. は6歳の時、Charitéの神経科の児童観察病棟に入院した。彼女は2歳から祖父母の下で育った。というのも母親が、「極めて不穏な子を彼女の元から連れ去ってくれないなら自殺するつもりです」と書き置きしていたからである。祖父の報告では、Ingeborgが歩き始めた時、部屋の中を上に上がったり下がったりし、いつもじっとしていられなかった。彼女は2歳半で歩き始め、そのとき最初の言葉をしゃべった、家では非常に育てにくい子であった。一日中部屋中を飛んだり走り回る。目に入ったものは手にしなければ気が済まず、何でも手に取り、しばらく持っているが、またすぐに放り投げてしまう。一人で夢中になり砂場を掘り返し、持っている人形の面倒をみる。他の子ども達を意のままにしようとする。からかい、髪の毛を引っ張る。患児は好んで動物と遊び、何ら怖がることはなく、餌をやったりする。動物とは非常に活発に遊ぶので、しばしば虐待じみたことになる。犬の尻尾を引っぱり、耳を切ったり、指を動物の目に入れたりする。彼女は何ら恐がりもせず、臆することもなく、誰とでも人見知りしないで話す。終日みせる不穏にもかかわらず、夜間は目覚めることなくよく眠る。祖父母の意見では、彼女は馬鹿ではなく、むしろ非常に抜け目なくてずるい。しばらく前から、患児に欠神が出現しているが、ただ最初の発作がいつかは分からない。
　　診察所見は身体面、血清学、放射線医学的には特記すべきものなし。Ingeborgは年齢的には一年ほど遅れているが、しかしそれは知能の欠陥によってではなく、注意力の欠如と著しい注意の転導性によっている。知的能力は悪くなく、空想力が目立つほど活発である。ただ異常な飛躍性のため、その年齢層に応ずると思われる知識の原資の獲得を阻害している。病院に滞在中に患児は運動不穏、興味の飛躍性、突発的抑制欠如、攻撃傾向、不潔、罵詈雑言の頻発などを伴った過興奮性の精神病質の病像をみせていた。療育環境の不安定もまた、おそらく彼女の精神的発達に対して不都合な影響を及ぼした。一連のレントゲン線照射による治療は、患児の運動不穏に関して何ら改善をみせなかった。治療前に観察された欠神発作はほとんど現れなかった。Ingeborgは非常に意地悪になり、噛んだり、引っかいたりすることがあった。彼女は異常なほど"窓が好き"で、窓があれば何処でもそちらに向かって突進し、雀になったつもりで飛ぼうとする。ある時には窓から外に向かって飛ぼうとして、したたかに転倒した。彼女

は自分が何をしたのか、一見してその結果を見通してはいなかった。彼女は非常に人懐っこいにもかかわらず、誰も彼女とはちゃんとしたコンタクトを取れない。

　5カ月後、Ingeborgは治療養育園へ移された。そのさらに4カ月後には彼女が監視されていない隙を突いて、窓によじ登りたい衝動と"飛びたい"という願望に負けて4階の窓から転落し、彼女は不幸にも死亡してしまった。そのとき7歳であった。Ingeborgが収容されていた児童収容施設にて、死後起草された報告書には、"この児童には印象からすれば尋常ではない運動不穏が前景にあった。この落ち着きのなさは瞬時たりとも一人で放っておくことが出来なかった。絶えず動いており、踏んだり、引っかいたり、唾を吐いたり、動くものなら何でも大きな喜びを示し、窓に異常な興味を示した。雀のように飛びたかったようである"と認めてあった。Charitéの病棟では彼女は一度医師の部屋に隔離されていたが、その時唯一出来たことは、患者の手の届く範囲からあらゆる物を取り去ってしまうことだった。しかし、彼女は遠く離れたものにまで手が届き、メジャーを壁から引きちぎり、電話機を床に投げつける。椅子という椅子に登り、その結果、部屋を壊される前に外に出さなければならなかった。Ingeborgは、我々の施設の児童病棟でも同じ行動を取った。彼女は家具という家具によじ登り、一瞬たりとも落ち着かせることは出来なかった。瞬時でも一人にはしておけず、何度も捕まえておかねばならなかった。医師の指示でブロームをもらった。−彼女が居心地が良いと感じていた圏内、薬物や水治療法、並びに治療教育的影響によって、この運動不穏をある程度まで抑えることができた。児童はより大人しくなり、長時間人形に熱中し、その人形を可愛がり（それまではおもちゃは全て壊してしまっていた）、昼食時には気取った風に座っていた。体操の時間には珍しくリズミカルに多くの感情を表現した。他の子ども達の訓練に興味を示し、そして彼女も一人で人形や大人たちと訓練を受けていた。

　脳の組織学的検索は、Charité神経科研究室のCreutzfeldt教授によって行われ、教授のおかげでその標本所見を自由に見ることが出来た。標本では脳幹の慢性炎症性変化が優位であった。特に間脳と中脳の血管周囲に浸潤が見られた。さらに第三脳室、Sylvius溝周囲では明らかに、第4脳室周囲ではそれほどでもないが、脳室被膜（上衣）の非常に密なグリア線維増殖があった。黒質の血管にくっついて円形細胞のほかに脂肪顆粒細胞が見られた。ここでもグリア線維増殖が最も強いことが明瞭であった。神経細胞はここでは変質性変化と破壊にまで至る崩壊現象を示していた。組織学的病像は、つまり広範囲わたって慢性流行性脳炎（Economo病）においてみられる変化を想起させた。

　したがって、解剖所見で明らかになったのは、少なくともこの症例では慢性の脳炎性過程であるということである。その他の症例でもこの多動性病像の基礎になっているのは同じ類の過程であることは、罹患の経過、特にそれがしばしば急性に熱を伴って始まることに関しても想定される。

　慢性流行性脳炎の際、組織学的検索によって得られるのが常である所見と、上記の所見の類

似性によって、これは幼児期に出現するEconomo病の特別な現象形態ではないのかという疑問が検討された。こう考えると、多動性症状は当初、Bonhoefferによって記載された[*11]児童における脳炎後の周知の状態像との一定の類似性を示しているものより一層納得がいく。特に、Thiele[*12]が脳炎後の症例の衝動性運動不穏について提示した詳細な記述と心理分析を参照されたい。

"'この衝動概念'は…正確に定義すれば、まさにこの多動性現象の特異性と本質的なものを特徴付けするには適切であろう。つまり、'衝動'は原初的には全く形がなくて、目的と方向性を持たない爆発傾向と理解され、この爆発傾向はその精神的代表者に従って不快に満ちた不穏と緊張として表現される。最初はその影響として、対象に触れての操作として、あるいは目的を定めた意図的行為との干渉の結果、内容的に規定された行為へと形作られる…もともと目的がなく、方向性のない'盲目の'衝動がその対象を見つける。すなわち、この衝動はその都度目の前の彼に提示されるものに影響を及ぼす…そのような児童を衝動的で不穏な状態にある際に観察すると、それはまさしく秩序がなく方向性もないものであり、内面から目的に向かっての努力から理解できないものである。このことは我々にとっては独特なものという印象を与える…偶然の事実の中での感官刺激、患児の視界に入る外的状況の任意的変化はどんなものであれ、それは衝動が影響を及ぼす方向を規定する"。

我々の症例で観察された運動不穏についても、Thieleが最初に流行性脳炎に続いて現れる多動症に与えたこの意味が妥当する。

我々の症例と脳炎後の運動衝動における多動状態像にみられる区別は、原則的なものより、より段階的なものである。対象世界との関係と衝動性刺激の行為への発展は、我々の患者の病像では大多数の脳炎後遺症患者においてそうであるよりは、より大きな程度において無秩序な運動不穏の背後に隠れている。

しかし、この違いにもかかわらずそこにはほとんど共通のくる病態を証明していると思えるほど意見の一致が大きい。しかしながら、我々により記載されたこの罹患を脳炎後の残遺状態のグループに含めるには異論があるような重要な要因が存在する。我々の症例のどのケースにおいても、流行性脳炎にみられるようなその他の身体的症状は確認されなかった。つまり、瞳孔障害、眼筋麻痺、注視痙攣、舞踏様あるいはアテトーゼ様の動きなどはどれも見られなかった。また、我々のどのケースにおいても多動が止んだ後でも、それがたびたび脳炎後の状態がそうであるようなパーキンソン様の病像も現れなかった。我々の症例が流行性脳炎に起因する多動とは異なっていることを特に強調して指摘したい。何処が違っているかといえば、我々のケースの運動不穏は、単に昼間に出現し夕方の数時間帯に不穏の目立った増加、特に典型的な睡眠障害や夜間の興奮状態が一度たりとも観察されなかった所にある。しかし、我々の症例は

[*11] Berliner Gesellsch, f. Psychiatrie u. Nervenkrankh., März 1921.
[*12] 青少年における流行性脳炎後の精神的残遺状態の認識 Berlin 1926. P55.

すでに長い間－それに少なからずの数において－当方で流行性脳炎が発生する前に[*13]観察されていたという事実は鑑別のためには最も重要のように思える。流行性脳炎の罹患やそれに引き続いて、この発作の頻発を我々は確認したことがなかった。最近数年間の流行が終息した後でも新鮮な症例の頻発が減少したことに気付かなかった。

　我々は、それは流行性脳炎と分けるべき慢性の炎症性疾患過程であろうという可能性を十分考慮する必要がある。我々はただ一人の解剖所見しか持たないため、この所見が我々の疾患像の典型（模範）となるかどうかはまだ何ともいえない。とはいえ、解剖所見は個々のケースにおいて変化し、病像はさまざまな種類の器質性大脳過程に対する幼児期の反応様式として叙述されることにも思い致らねばならないであろう。これについては、さらなる組織学的研究によってはじめて示唆が得られるかもしれない。しかし、症候論の一様性や経過の数多くの共通の特徴は、むしろある病態因的にも単一様な疾患であるという仮定に至らざるを得ない。

[*13] 特徴あるこの種の最初の症例は、1901年にブレスラウの神経科で確認された。症例は当時Wernickeによって"児童における多動性運動精神病"として講義の中で紹介された。―Kramer

第7章
F. KramerとH. Pollnowの研究についての説明と解釈
Kommentar und Interpretation zur Arbeit von F. Kramer und H. Pollnow
K.-J. Neumärker, A. Rothenberger

　1932年に出版されたこの論文を専門的、かつ学問史的に正しく整理し、その現実的価値を把握し得るためには、より多くの示唆とより細に入る分析を必要とする。

予備研究　Vorarbeiten

　この研究の刊行前、すでにKramerとPollnowは1930年6月16日に、Charitéの精神神経科教室の講堂で開かれたベルリン精神神経学会での席上にて、当初"児童期における多動状態像"について報告していた。"プロトコル"として印刷され、後日見ることが出来る[13]。この状態像の正確な叙述の中に、後年の刊行の基本構想がすでにみられる。著者による詳述では、とりわけ運動不穏によって特徴付けられている一疾患像は、症候論と経過を見れば鑑別可能な症候群として記載されている。絶え間のない徘徊、どこにでもよじ登る、物品をやたらに掴み取るなどによって特徴付けられている、抑えの効かない不穏のほかに言語発達の遅れがある。

　程度の変化こそあれ知的欠陥がみられるが、これは運動不穏の結果や注意力の欠陥によってたびたび実際よりはるかに顕著であるようである。症例はかなりの割合において、大抵は罹患当初においてのみではあるがてんかん発作が現れる。この罹患は主に3歳と4歳の間に始まり、6歳と7歳の間に徐々に消退[*14]し始める。このようなことは主に3歳から4歳の間に始まり、そして6歳から7歳の間に徐々に消え始める。不穏の消失と同時に言語能力と知的能力は改善され、これはたびたび正常にまで良くなることがある。3歳の児童には完全に良くなった病像が見られ、さらに11歳の児童においてはてんかん発作が継続して存在するにもかかわらず、欠陥を残さないまでに治癒している。罹患の経過様態がその外因性が正しい事を証明している。一卵性双生児でただ一方の児童のみが罹患しているという観察によって、以上の見解が指示されよう（症例提示）。ただこれまで一例においてのみ得られた解剖所見によって、これは脳器質性疾患であるという推定が裏付けられ（Creutzfeldtによる議論の覚書を参照）、慢性脳炎が発見されたのである（その講演は、詳細な形で他の場所で発表されことになっている）。討議、Creutzfeldt：脳の組織学的検査と、窓から転落した女性患者K.の運動不穏の結果、脳幹の慢性炎症性変化の存在を示した（顕微鏡写真）。特に間脳と中脳底部の血管の周りの浸潤が見られた。

　そのうえ、第3脳室とSylvius水道（中脳水道）の周りと、そして第4脳室の周りには、若干

[*14]　早期の発症で、今日我々が繰り返しより一層モデルとしなければならない（第7章を参照）就学前期に、当時すでに専門的まなざしが向けられていたことである。ただし、運動不穏がすでに7歳頃それほど著明に軽減するはずだということは考えられないようである。昨今では、これはむしろ青少年時からと考えられている。

弱く上衣細胞の下の非常に強力なグリア線維の増殖が存在した。黒質の血管に沿って円形細胞のほかに脂肪顆粒細胞が見出された。ここでは、グリア線維の増殖がもっとも目立っていたが、神経線維は変性性変化と崩壊現象から脱落まで変化していた。したがって、その組織病理像は広範にわたって慢性流行性脳炎（Economo脳炎）に見出だされた変化を想起させた。しかし、得られた変化を病理学的に分類する前には、目的にかなった他の剖検所見を待たなければならないであろう。いずれにしろ、ここで得られた所見により、症例K.は器質性なものに由来することが証明されたようである。

　この考えに対する議論の中で、1912年に初めてパーキンソン病における細胞内封入体を記載していた[10] Frierich Heinrich Lewy（1885-1950）は、Creutzfeldtの所見の前景にあり、本書で紹介した数々の症例において発見された組織学的病像と、嗜眠性（脳炎）に対する臨床経過との間に存在する"違い"などに注意を向けさせた。Kramerは、"流行性脳炎との関係はおそらくないであろう。なぜなら単一な症候群としては記載されていないものの、その疾患像はすでに長い間、流行性脳炎出現以前に観察されてきているから"と答えている。

　1931年4月9日および10日のブレスラウでのドイツ精神医学協会の年次集会の際、プログラムの中に新たに"Kramer und Pollnow – Berlin：児童期における多動性罹患の症候像と経過"という演題がみられ、Kramerが講演していた。すでによく知られていた特徴は列記されており、厳密には以下のように表現されていた。"この症状複合体を独特の特徴の疾患像として捉える時にのみ、すでに周知の諸特徴が正当に評価される。それは特に最近数年間において実施された再検討で、数々の症例は一定の共通の経過特性によって特徴付けられているからである"。

　そのうち40症例中19例が再診察されたが、その経過は強調され、"相性障害"の意味にて呼ばれる。慢性流行性脳炎との関係は、"パーキンソン症候群への発展"があり得ないことと全く同様にあり得ないとされる[14]。これらの症例の経過観察からすれば、"パーキンソン症候群への進行"の徴候はまったく存在しないというKramerとPollnowの明確な指摘は、1930年のLewyの議論覚書[10,13]に関して、意味を持たないだけではない。ADHSにおける薬物治療と"早期パーキンソン症候群"に極めて似てくる長期追跡との間にある、推定上の関係を巡って実際行われた討論においても、KramerとPollnowによってなされた発言は高い価値を持っている[*15]。

流行性脳炎　Encephalitis epidemica

　KramerとPollnowの詳論とその議論から理解されるように、流行性脳炎とその後遺状態と

＊15　RothenbergerとReschの出版物（Zeitschrift Kinder- und Jugendpsychiatrie und Psychotherapie 2002）も、Walitzaらの研究（生物学的児童-青少年精神医学学会での講演、Göttingen 2004）もそういった関係は決して存在しないことを証明している。

の鑑別診断上の対決は、当時の数年間はなお重要な役割を持っていた[41]。1917年のウィーン臨床医学雑誌の5月号において[6]、Julius Wagner von Jauregg（1857-1940）によって率いられていた精神科教室で働いていた、当時私講師であったConstantin von Economo（1876-1931）がこのテーマを最初に刊行してから、流行性脳炎と脳炎後の状態像の原因論、臨床とその経過は神経精神医学的興味の中心であった。また、Bonhoefferも1921年の講演と出版でもって発言しており[4]、震顫麻痺に関して、"嗜眠性"と"舞踏病性"という類型学を指摘していた。さらに彼は、"二つの錐体外路性運動障害が交代しつつ、あるいは互いに併存して存在するという事実に注意を促した。我々は最初に舞踏病性不穏があり、後になって筋肉固縮が現れた症例を知っていた"。こういった背景のもとに、Bonhoefferは児童病棟の病棟医であるThieleに、該当患者をリストアップさせて診察をし、予後追及の範囲内でその後の展開を記録するよう委任した。Thieleの"流行性脳炎後の精神的後遺症"についての研究が教授資格論文として提出され、1926年、Bonhoefferの指導の下でCharitéの医学部を前にして成功裏に評価され、単行本として出版された[39]。Thieleにより観察された"脳炎症例の衝動的運動不穏"はKramerとPollnowの記載した"多動性状態像"に比べて確かに"本来の基準より、より段階的なもの"であったが、しかし、臨床的には重要な違いがあったことが判明した。KramerとPollnowは瞳孔障害、眼筋痲痺、注視痙攣、舞踏病様あるいはアテトーゼ様運動などはいずれも観察せず、彼らの症例では運動不穏が日中にのみ出現した。彼らはさらに、つまり我々のどの症例においても多動障害が消退した後に、それがしばしば脳炎後の状態においてそうであるように、パーキンソン性状態像は現れなかった、と報告している。P39の脚注にて、Kramerはその他、病因としても鑑別診断にも重要な一観察例に注意を喚起している。"私は、このタイプの最初の特徴的な症例に、1901年ブレスラウの神経科教室において出会った。この症例は当時Wernickeによる講義の中で、児童の多動性運動性精神病として紹介されたものだった"。

　Karl Leonhard（1904-1988）の循環精神病に関する見解に依拠して、我々は1987年、Wernickeによって記載された児童期における運動性精神病の出現について、詳細に報告することができた[19]。

疾病論　Nosologie

　Thieleと並んで、Bonhoefferの教室のさらに別の共同研究者達も流行性脳炎やその結果に基づく問題設定にまで拡大して、多動性や無動性タイプの多動障害並びに運動性障害とその種々の病因論的位置付けといった複合テーマに対し熱心に取り組んだ。1920年来、Bonhoefferの助手を務めていたKurt Pohlisch（1893-1955）は、これに関して1925年にすでに"多動性症状複合体とその病院論的位置付け"に関する包括的研究を提示していた[26]。身体的前提に発し、Bonhoefferの外因反応型という発想に基づいて、Pohlischは精神病症候群やもっぱら多動性症候群に限らず、それを疾病論的に組み込み分類する試みを行い、成功を収めた。同じ年の1925

第7章　F. KramerとH. Pollnowの研究についての説明と解釈

年、1924年1月よりBonhoefferの所で働いていた若い助手Harms Schwarz（1898-1977）が博士論文を発表した[32]。Schwarzは1967年に[33]、Bonhoefferの言う意味を評価して、現代の精神医学（Die Psychiatrie der Gegenwart）のため、以下のようにより広い関連があるものとしてこの成り行きを記載している。当時の講壇精神医学とは違って、Bonhoefferは精神分析学に対して一貫して決して厳しい、それどころか皮肉で冷ややかな敵対者ではなく、精神医学における正当な精神分析学の他に治療の手掛かりが現れ始めたことをFreudの功績と見ていたのである。ただ、Bonhoefferは診断研究に重点を置く代表者の一人であった。というのも臨床分析は後々のあらゆる分化した治療の下ごしらえとなったからである。Bonhoefferが1924年"緊張病状態の精神的影響の一つの試み"というテーマでもって、学位のための研究をさせてくれたことに私は疑念を抱かなかったわけではないことは、確かに特筆に値することであったかもしれない。事実、系統的に精神的な影響力を及ぼすことによって緊張病のシュープの間の整然としたインターバルをかなり延長させることに成功した。その結果、若い博士課程の学生が自らの研究結果に誇りを持っても許されると思った。その一年後、Bonhoefferはこの研究を彼の月刊誌に掲載することに同意した時、Bonhoefferはこれに際して、表題を少し変えることを提案をした。つまり"精神的影響"という代わりに、"ある緊張病における珍しい経過に関する研究"とすることであった（a 23を参照）。

1927年、もう一人のBonhoefferの助手Erwin Walter Alexander Straus（1891-1975）は、"舞踏病後の運動障害、特に小舞踏病のチックに対する関係[36]について"の研究結果を提出した[*16]。同じくBonhoefferの所で1919年に学位を取ったStrausの名前とは、彼の著書"生起と体験 Geschehnis und Erlebnis"（1930）あるいは"意味の意味について Vom Sinn der Sinne"（1935）に書いている別の学問的な刊行物の展開が関係している。1927年には私講師として、1932年には員外教授として活躍していた彼にその他の多くの運命が降り掛かった、彼は"ユダヤ人として"ドイツを後にし、1938年に米国に移住した[5,17]。注目に値することは、前世紀の20年代と30年代において、Bonhoefferの教室では人間の運動障害と精神運動の複合体、Wernickeの特に重要な見解の継続と拡大として、すなわち臨床神経学的かつ精神医学的、児童－青少年精神医学的、発達精神病理学的、経過の力動、分類学的、神経病理学的に分化した形と同じく広範に論じられたことである。この限りでは、1932年の児童期における多動性罹患についてのKramerとPolnowの仕事は、途切れなくこのスペクトラムの中に組み入れられる。

諸家らにより、この"障害"は、別個の病態像として言明されている[*17]。臨床経験では、症状は3歳と4歳の間に現れ、6歳頃に頂点に達する。KramerとPollnowによれば、症候論の統一

[*16] おそらくは今日我々が"連鎖球菌感染と関連した児童の自己免疫性神経精神医学的障害（PANDAS）"と呼んでいる、ある自己免疫障害がその背後に隠れているのではないだろうか。

[*17] KramerとPollnowによる"中核症状"が、ADHSの今日の"中核症状"に非常に近いとしても、KramerとPollnowのそれにはまず第一に系統的検証、二番目に多様な関連障害と現象全体における中核症状の意味に関して、批判的考察が欠如している。これが今日なおADHSにおいて多くの疑問を投げかける。

性と経過の多くの共通兆候から、これは病態因的に単一の疾患であることが想定される。繰り返し記録されている児童における症状をリストアップすれば、"無秩序な特徴"を持った持続衝動的、要素的、形を成さない運動不穏混沌とした特徴、注意力と合目的性の欠如、（注意の）転導性、無計画な徘徊、机や戸棚を触る、"彼らの道を塞ぐもの"は何でも触る、持続力の欠如、"常に瞬間の環境刺激により決まる"、時に易刺激性の高揚、気分不安定、癲癇発作や攻撃性傾向、学校では、"多動性罹患に罹っている児童は躾教育が極めて困難である"ことである。注目に値するのは、KramerとPollnowにより記録されたのは"3歳と4歳"の間にあって、症状の始まりが非常に早いことである。論文で引用された臨床症例をリストアップするのであれば、以下のような病像が明らかになった。

症例 1　Heinz H. "Charité精神神経科の児童観察ステーションに2歳9カ月で入院"
症例 2　Ursula L. "2歳半で総合外来にて診察を受ける"
症例 3　Ursula W. "…4歳半で初めて総合外来で診察を受ける…"
症例 4　Hans-Jiirgen B. "…4歳3カ月でCharité精神神経科の児童観察病棟に入院…"
症例 5　Kurt H. "…2歳2カ月で初めて母親によって総合外来へ連れて来られた…。"
症例 6　Otto K. "彼は4歳半で初めて診察を受ける"
症例 7　Werner F. "最初の診察が3歳であった"
症例 8　Kurt H. "最初の診察が6歳半であった"
症例 9　Otto H. "彼が2歳で総合外来へ連れて来られた時にはバラバラの言葉を口にしただけであった…落ち着きがなく、一時もじっと座っておられず、辛抱がみられなかった"
症例 10　Friedrich K. "最初の診察が3歳であった"
症例 11　Karl N. "最初の診察が7歳であった"
症例 12　Heinz R. "4歳で総合外来へ連れてこられた"
症例 13　Heinz Sch. "最初の診察が6歳であった"
症例 14　Martin Z. "最初の診察が4歳であった"
症例 15　Wolfgang E. "…最初の診察が2歳3カ月であった"
症例 16　Hans-Joachim und Peter G. "この双生児は7歳半で初めて診察を受けた"
症例 17　Ingeborg K. "彼女は6歳のときにCharitéの精神神経科の児童観察ステーションに入院し"、4カ月後に養護教育施設へと退院した。さらにその4カ月後に、彼女は監視の目を一瞬逃れ、4階の窓によじ登るという衝動に屈し、飛べるという願望にかられ窓から転落した。結果患者は死という不幸な目に会い、それは死亡事故となった。脳の組織学的検査は、Creutzfeldt教授によってCharitéの精神神経科で行われた。総計45症例のうち、"相当な年数にわたって観察されるもしくは追跡研究された"17症例が著者達により詳細に報告され、それは主として、就学期前の少年（3例のみが少女だったが）であった。全ての症例において"典型的な運動不穏の病像"が見られ、42例ではさらに"言語発達の障害"があり、24例

では全般的に"知的遅滞"と診断された。19症例では"てんかん性症状"、加えて"知的成績の障害"について報告されている。

症候の発症年齢に関連して、Kramer-Pollnowの症例では"就学前期"と言う亜型が問題となるかもしれず、これらの症例では我々の現在の考えに従えば、多動性（目的のない活動性）、遊びへの集中や忍耐力の乏しさ、発達の欠如、気まぐれな行動、好ましくない発達の危険性などが多動性障害の経過基準と分類されている。この症状群は"後々までの年齢にまで"、すなわち成人年齢における多動症状の持続という影響を持ち得ることは、KramerとPollnowによって認められており記載されている。

素因と環境　Anlage und Umwelt

政治的な出来事およびその結果として、困難になった個人的状況や研究環境を無視して、すでにPollnowは1933年には移住しており、Kramerはさらに続けて"多動性症状像"と取り組んでいた。Kramerはその症状像を、環境あるいは素質かと拡大して捉えた。このような視点はKramerにとって決して目新しいものではなかった。すでに精神病質、精神病質性体質を巡る論争や叙述の中で、これに関して対立する立場が明らかになったが、このことはいくつかの代表的専門家には完全に気付かれていた。Schröderでさえ"児童の性格とその変質"という彼の著書のタイトルにおいて、Theodor Ziehen（1862-1950）のような諸家からは際立っていたが、Ziehenは1904年から1912年までCharitéの精神神経科の科長であり、Bonhoefferの前任者に当たる。すなわち、1917年の児童の精神病についての彼の著書のタイトルの中でなお、精神薄弱（Schwachsinn）や精神病質性体質と呼んでいた。Ziehenによれば前述の呼称は、とりわけ情動、意志、欲動生活の領域において先天的でもあり、また獲得性の"異常"として出現することがあった[42]。1937年には同じくユダヤ人であるため移住を余儀なくされた。治療矯正学講座の主宰者Erich Benjamin（1880-1943）のような著者は、"個人心理学学説"の影響のもとで、精神病質の概念を拒絶して、"全く一般的に、かつ先入見にとらわれず対応の難しい児童"と呼んだ[2,3]。Homburgerは、1929年のNervenarzt誌に"精神病質体質の類型化の試み"を出版していた[11]。しかし、彼は"精神の変質の中核は、…素因、自己と環境の関係の領域に求めねばならず正反対だ"という意見に到達していた。

幼少期と青少年の療育に関する百科事典的ハンドブックの中で、Kramerは1930年、精神病質者の療育の章で種々異なった方向に従って分析し、時代精神を記載しつつ精神病質体質についての立場を表明していた[12]。すでにこの論文の中で彼は、活発さの亢進、強い活動衝動、言葉の如才なさ、衝動行為、注意力の著しい変化、そして学校では授業の妨害などが際立っている"過剰な活発性のタイプ"を詳細に論議していた。上記のタイプの亢進形としてKramerは、"その心理学的発生論において全く異なっている""運動不穏の症状像"を記載している。ま

た、Kramerにとっては一見必ずしも問題がないわけではない個別の病形の鑑別に、彼は"運動不穏"の症状像を正確に叙述することでもって対処している。彼の記載では"活発な精神病質の運動衝動から、この運動性亢進は目的運動ではなく、また情動に起因する表現運動でもなくて、我々が通常落ち着きのなさと称している無目的の運動不穏である"ことによるとなっている。これらの児童は静座することが出来ず、椅子に乗ってあちらこちらへもぞもぞ動き、両手を弄び、偶然彼らの手の及ぶ範囲にある物品をいじくるのである。運動衝動は、行為や仕事の遂行に向けられているのではなく、単に一つの要素的運動欲求の満足に役立っているにすぎない。こうした種類の運動は決まって不調和な性格を帯びており、あたかも手足のそれぞれが勝手に動き、体全体の運動のメカニズムに従っているわけではないようである。また、この児童たちは必ずしもそうとは限らないが、不器用であり、体操、書字、絵を描くのが下手である。全く同じように、運動衝動は言語領域にも現れたり、まれにもっぱら喋り続けるという形、つまり騒がしく喋るよりは、単に話し好きの意味で現れる独りごとがみられる。大人しくしていることは彼らにとって不快感を与えるような印象を受ける。そして、その不快感から彼らは運動表現によって逃れようと努めている。特に彼らにとって落ち着けないのは大人しく座っていることであり、椅子をぐらぐらゆすったり、極めて奇妙な姿勢で座ったりする。楽な姿勢としては、彼らは横になることが好み、その時はゆっくりと手足を伸ばしてだらっとしている。彼らが最も好むのは歩き回ることであり、街に出てもゆっくりではなく、たいてい早足で動くのである。また、彼らは乱暴な遊びに好んで加わるが、しかしこれは目的にかなった活動を望むより運動不穏からきている。運動衝動はまた、多かれ少なかれ偶然彼らの周りで出くわす対象物によって影響されることがあり、彼らは級友を蹴ったりつついたり、三つ編みの女の子の髪の毛を引っぱたりする。その際、効果が得られると一定の満足感が与えられる。このような運動の発現は、彼らが意地悪で陰険であるかのように、誤ってみられる。時折、このようなグループの児童には、常同的運動が出来上がる。敏感な刺激に対する防衛運動は自動化される場合があり、そのためいわゆるチック運動が起こる。まぶたの瞬き、しかめっつらの表情、両肩を高く上げることなどは、最も頻度の高いこの種の運動である。

　児童における"運動性不穏"、この現象-記述による包括的記述は時代を超えたものである。この記述は、我々がADHS患者について記載する際に用いられる、今日の分類システムのどれにもに受け入れられるかもしれない。いや、受け入れられるであろう。精神病質的体質をめぐっての議論は、結局は単に時代の状況に帰せられ得る。

　1932年の"KramerとPollnowの研究"が世に出て、翌1933年、Kramerは改めて児童研究誌において精神病質性体質－脳疾患－躾教育の難しさという関連の中で"多動性症状像"に立ち帰った[15]。彼は、"問題設定は常に環境あるいは素質ということではなく、この二つの要因の交互作用の持つ意味が相対して考慮されねばならない"と定式化している。Kramerはこの関係でさらに"活発すぎる児童のタイプ"つまり"我々が通常落ち着きのなさと呼んでいる運動不穏の症状像"...と関わり、児童期における器質性脳疾患の際の"精神－運動障害"を記載し

ている。このグループにおいても"注意能力の欠陥"が臨床像をともに決定しており、"落ち着きのない児童"のグループへの横のつながりがKramerにより推定されたため、その他のいくつかの別の研究が事を明らかにするはずであった。Bonhoefferの生誕70年の記念論文集において、Kramerは1938年、最終的に"児童期における運動性疾患像について"という研究においてそれ相応の結果を発表した[16]。その際に、Kramerはこのような児童における"後年に至るまでの"症状論の器質因並びに持続性への示唆と同じく、"運動発動性"と"対立する抑制"の問題や合併して出現する症状複合体の問題と対決した*18。総じて、Kramerがこれらの患者において観察したのは、言語においても繰り返しみられる不器用さを伴った運動の特徴のある障害である。集中力のなさ、易刺激性の亢進、明らかな気分変調のエピソードを伴う気分の不安定、しかしまた情動の暴発並びに杓子定規の傾向も臨床像を規定する。こういう症状論は"ずっと後年まで影響"を持っている。両親の陳述では、これらの児童は、早くからつまり"4～6歳において多動性症状像をみせる"と話している。この観察と評価は時代を超えており、成人年齢におけるADHSを巡る現在の議論にもそのまま転用できる。

　KramerやPollnowは時代の政治的事情のために、観察された症例を長期間の予後研究の枠内で追及することが出来なかった。しかし、詳細に記述、解釈されたことは、たとえ方法論領域において批判的なことが書き留められたとしても、今日でもなお変わることなく存続している。当時の発言を今日のそれと比較してみると、近代的診断学あるいは方法論にもかかわらず、多動性障害という診断に対して、おそらく今でもなお多様性という特性（Spektrumcharakter）をあてがうことが出来るという事実を起点にしなければならない。

専門領域での意義　　Bedeutung in der Fachwelt

　KramerとPollnowによって1932年に記載された児童青少年期の多動性障害の受容は、1945年以後、どのような経過を辿ったであろうか。

　Trottらによって1996年に提示された青少年精神医学的研究における多動性症候群に関する歴史的研究の中で、すでに19世紀において欧州の多くの医師たちがこの症候群を記載していたことに注意を促している。緒家達はKramerとPollnowの記載も取り上げており、すでに1992年のHäßler[8]のように、1934年にLedererとEderer[18]によって小児科的観点から記載された"多動運動性神経症"について狭い時間的枠組みを確立した。しかし、1947年にStraussとLehtinen[37]により導入された、周産期の合併症とその結果である神経運動性や精神運動性、特に知覚機能、思考機能、それに情緒機能の障害との間の関係の構想が考察の中心点に移されることは一致した考えである。この構想は、長い年月にわたって、世界中の児童神経医学や青少年神経医学だけではなく、当然ドイツ語圏の専門家にも影響を与え、多様な研究へのきっかけ

---

*18　残念ながら年齢と症状についての正確な報告が欠如している。

を与えた。研究結果はさらに、より多様な刊行物に記録され残された。"微小脳障害（minimal brain damage）"、"微小脳機能不全（minimal brain dysfunktion）"、"脳器質性精神的主軸症候群"、"幼児期外因性精神症候群"、"幼児期精神器質性症候群"、"微小脳機能障害（MCD）"あるいは"脳機能障害"などのような概念と記載が、年余にわたって刊行物リストを規定していた。これらの概念の中で多動性、もしくは多動症候群に対してと全く同じ立場が、活動過多、もしくは活動過多症候群として表明された[1]。KramerとPollnowによって提示された記述は、もちろん例外は別としてこれに関して何ら考慮されることがなかった。KramerとPollnowの名前は、むしろいくつかの専門書や寄稿論文集のような他の場所で、"Kramer-Pollnow症候群"としてみられる。小児科ハンドブックにおける神経学、心理学、精神医学の巻の中で[38]、Stutteは児童の精神病という主たる章に、外因性（身体に起因する）精神病、つまりHellerの幼児性認知症（Dementia-infatilis）にしたがって"認知症性精神病（Dementive Psychosen）"において、"幼少時の多動性症候群（Kramer-Pollnow）"というタイトルの下にKramer-Pollnow症候群を記載しつつ、それに対する立場を表明している。児童および青少年期精神医学の専門の教科書[9]、当時Harbauer、Lempp、Nissen、Strunkといった"4人の本"といわれていた教科書の中で、Harbauerは遺伝的にも原因からも明らかではない精神遅滞における知能の障害、という主たる章において、"幼児認知症症候群（Heller）"の叙述に次いで、"Kramer-Pollnow症候群"について簡単に意見を表明している。彼は症候群を疾病論的におそらく同じように、"多動－興奮性行動様式が前景にある"ような複数の遺伝子によって引き起こされた児童期の認知性症候群と解釈している。そのため同じ教科書では、Kramer-Pollnow症候群はStrunkによって、"内因性精神病の形態圏"という章の中で扱われていた。児童青少年期の神経精神医学のオーストリアの代表であるW. SpielとG. Spielもまた、概説の中で[34] Kramer-Pollnow症候群を"幼児性認知症 Dementia-infantilis"における"その他の精神病様状態像"という表題の中で、"Heller症候群""自閉症－症候群"そして"非定型性妄想形成物"と並列して整理している。諸家達の詳述では、とりわけ以下のように詳述する。すでに記述者はこの症候群の場合、脳器質性障害（脳炎）を考えており、我々でも今日、状態像の一つを外因性精神病として記述するのではなかろうかと詳しく述べている。Göllnitzもまた、"児童青少年期の神経精神医学"[7]という彼の教科書の特殊な児童認知症症候群の中の"児童期の認知症"という章において、"Sante de Sanctisの早熟性認知症"、つまり"幼児性認知症（Heller）にならって"KramerとPollnowの多運動性症候群"を引用している。Göllnitzは"多運動性の現象様式を脳の局所性特徴の現れ"と解釈し、この病態像に独立性を認めなかった。v. Stockert[35] は"KramerとPollnowによって独自の（sui generis）疾患として記載された症候群"を、"興奮性の衝動性状態像"に位置付けした。まさにこのような"興奮性症候群（F. KramerとH. Pollnow, 1932）"といった専門用語の元にして、読者は精神医学および医学的心理学の辞典から個々の細目を取り出すことが出来るが[24, 25]、その際に1999年と比べて1990年の叙述における違いが確認され得るのである。当初は"衝動性多動"と言われていたが、後に

第7章　F. KramerとH. Pollnowの研究についての説明と解釈

なって"衝動性運動不穏"が起源となる。1990年には、より軽症の形態は幼児期の外因性精神症候群の近縁に位置づけられ、1999年には"その呼称は注意障害/多動性障害が優位となり、ほとんど使用されなくなる"、という発言がみられる。Roche医学辞典にその語彙の叙述がみられる[30]。Kramer-Pollnow症候群（Franz K; Hans P., 精神医学、ベルリン）：幼少期および就学期年齢の運動性精神病としての多動性症候群。病因：不明。場合によっては、幼少期の脳障害後の状態。臨床：身体的（運動性）不穏、てんかん性痙攣の傾向、怒りの発作、いわゆる見かけ上の精神遅滞または真性の知的障害。予後：部分的には消失する、時には完全に回復する（restitutio ad integrum）。"Pschyrembel（医学辞典）"には[29] 以下のようにある。Kramer-Pollnow症候群（Franz K; Hans P., 精神医学、神経学、ドイツ）同義語：興奮性-多動性症候群。興奮性の亢進による症候群、精神運動性不穏。場合によっては、局所性発作を伴う知的障害（「てんかん」の稿参照）。とりわけ児童期に発症。病因：不詳、場合によっては幼少期の脳障害を伴った状態がある。発動性障害、興奮症、器質性の精神症候群を参照。

Nissenは以前の仕事で、すでにKramerとPollnowを引用していた[20,21]。最近出版されたNissenの児童青少年期の精神障害文化史の中で[22]、彼は積極的かつ正当に諸家達（Kramer und Pollnow）のことに触れている。そのため、現在や将来においてKramer-Pollnow症候群を還元的に"興奮性症候群"として解釈したり、あるいは"認知症症候群"あるいは"精神病類縁症候群"と同列に分類されることは避けるべきであろう。このことは、科学史的諸事実に限らず、KramerとPollnowによって公表された研究観察も含めて、提示された研究の内容にも全く対応していない。1945-1957年の間、Jena大学の精神神経学講座の科長であったRudolf Lemke（1906-1957）は、児童神経精神医学の発展に現場で寄与したが、1953年からこのような実情を強調している。"舞踏様の症候を呈する自制心のない子ども"という彼の論文（Psychiatrie, Neurologie und Medizinishe Psychologie［精神医学・神経学および医学的心理学］5; S290-294.）の中で、Thieleだけでなく、KramerとPollnowにも関連付けている。彼の数々の症例に対する関係の中で記述していることは、行動障害のため医師に紹介された騒々しく、興奮しやすく、運動不穏の児童の中にはあるタイプが強調されている。情動興奮の高揚、気分不安定のほかに、舞踏病様の多動がみられる。集中力に欠陥があるとしばしば学業の挫折に至る。ここで想定される線状態（corp. striatum）損傷の原因はおそらくそれぞれさまざまであろう。つまり、体質の問題、炎症、出産による障害であり、その予後は悪いものではなく、思春期の到来とともにしばしば人格のバランスがとれた状態が訪れるのであろう。

Lemkeはその時代柄、神経生物学的解釈を運動の側面、それによって線状態に限定しているとしても、特に彼によって命名された種々さまざまな原因を数の中に入れるならば、Lemkeは比較的時宜を得ている。にもかかわらず、最近の50年の間にADHSについての学問的見識がどれほど増加したかは明らかであろう。

全体として、F. KramerとH. Pollnowはドイツ語圏において、今日では注意欠陥多動性障害（ADHS）と呼ばれている児童の行動異常の対する学問的基本構想のための経験による早期の

神経精神医学的関係点を作り上げた。この関連点は取り上げ、時代に応じて修正しつつ続行することが大事であろう。

文献

1) Bauer A (1986) Minimale cerebrale Dysfunktion und/oder Hyperaktivität im Kindesalter. Uberblick und Literaturdokumentation. Springer, Berlin Heidelberg New York Tokyo
2) Benjamin E (1930) Grundlagen und Entwicklungsgeschichte der kindlichen Neurosen. Eine ärztlich-pädagogische Studie. Thieme, Leipzig
3) Benjamin E, Hanselmann H, Isserlin M, Lutz J, Ronald A (1938) Lehrbuch der Psychopathologie des Kindesalters für Arzte und Erzieher. Rotapfel, Erlenbach- Zürich Leipzig
4) Bonhoeffer K (1921) Die Encephalitis epidemica. Deutsch Med Wochenschr 47:229-231
5) Bräutigam W (1976) Erwin Straus 1891-1975. Nervenarzt 47:1-3
6) Economo C von (1917) Encephalitis lethargica. Wien Klin Wochenschr 30:581-585
7) Göllnitz G (1992) Neuropsychiatrie des Kindes- und Jugendalters 5. Aufl. Fischer, Jena, Stuttgart
8) Häßler F (1992) The hyperkinetic child. A historical review. Acta Paedopsychiatr 55:147-149
9) Harbauer H, Lempp R, Nissen G, Strunk P (1980) Lehrbuch der speziellen Kinder- und Jugendpsychiatrie, 4. Aufl. Springer, Berlin Heidelberg New York
10) Holdorff B, Neumärker K-J (2002) Die Geschichte des von F.H. Lewy 1932 gegründeten Neurologischen Instituts in Berlin. In: Nissen G, Holdorff B (Hrsg) Schriftenr Deutsch Ges Gesch Nervenheilk 8:77-96
11) Homburger A (1929) Versuch einer Typologie der psychopathischen Konstitutionen. Nervenarzt 2:134-136
12) Kramer F (1930) Psychopathische Konstitutionen. In: Clostermann L, Heller T, Stephani P (Hrsg) Enzyklopädisches Handbuch des Kinderschutzes und der Jugendfürsorge. Akademische Verlagsanstalt, Leipzig, S 577-587
13) Kramer F, Pollnow H (1930) Hyperkinetische Zustandsbilder im Kindesalter. Berliner Gesellschaft für Psychiatrie und Nervenkrankheiten Sitzung vom 16. 6. 1930. Zentralbl Gesamte Neurol Psychiatr 57:844-845
14) Kramer F, Pollnow H (1930) Symptomenbild und Verlauf einer hyperkinetischen Erkrankung im Kindesalter. Jahresversammlung des Deutschen Vereins für Psychiatrie am 9. und 10. April 1931 in Breslau. Allg Z Psychiatr Psych Gerichtl Med 96:214-126
15) Kramer F (1933) Psychopathische Konstitutionen und organische Hirnerkrankungen als Ursache von Erziehungsschwierigkeiten. Z Kinderforsch 41:306-322
16) Kramer F (1938) Uber ein motorisches Krankheitsbild im Kindesalter. Festschrift für Karl Bonhoeffer zum 70. Geburtstag. Monatsschr Psychiatr Neurol 99:294-300
17) Kuhn R (1975) Erwin Straus 1891-1975. Arch Psychiatr Nervenkr 220:275-280
18) Lederer E, Ederer S (1934) Hypermotilitätsneurose im Kindesalter. Jahrb Kinderheilk 143:257-268
19) Neumärker K-J (1987) Uber das Auftreten der Motilitätspsychosen (zykloide Psychosen) im Kindesalter. Z Kinder Jugendpsychiatr 15:57-67
20) Nissen G (1986) Psychische Störungen im Kindes- und Jugendalter. Ein Grundriß der Kinder- und Jugendpsychiatrie. Springer, Berlin Heidelberg New York Tokyo
21) Nissen G (1991) Zur Geschichte der Kinder- und Jugendpsychiatrie. Nervenarzt 62:143-147
22) Nissen G (2005) Kulturgeschichte seelischer Störungen bei Kindern und Jugendlichen. Klett-Cotta, Stuttgart
23) Orlob S, Gillner M (1999) Zum 100. Geburtstag von Hanns Schwarz (1898 bis 1977) - Direktor der Universitäts-Nervenklinik Greifswald von 1946-1965. In: Nissen G, Badura F (Hrsg) Schriftenr Deutsch Ges Gesch Nervenheilk 5:193-202
24) Peters UH (1990) Wörterbuch der Psychiatrie und medizinischen Psychologie, 4. Aufl. Urban & Schwarzenberg, München Wien Baltimore, S 166
25) Peters UH (1999) Wörterbuch der Psychiatrie, Psychotherapie und medizinischen Psychologie, 5. Aufl. Urban & Schwarzenberg, München Wien, S 179
26) Pohlisch K (1925) Der hyperkinetische Symptomenkomplex und seine nosologische Stellung. Monatsschr Psychiatr Neurol Beih 29
27) Pollnow H (1930) Tagungsbericht. Allgemeiner ärztlicher Kongreß für Psychotherapie in Baden-Baden 26. bis 29. April 1930. Nervenarzt 3:353-356

28) Pollnow H (1931) Manisches Zustandsbild im Kindesalter mit Pseudologie. Zentralbl Gesamte Neurol Psychiatr 60:864-866
29) Pschyrembel Klinisches Wörterbuch (1990) 256. Aufl. De Gruyter, Berlin New York, S 898
30) Roche Lexikon Medizin (2003) 5. Aufl. Urban & Fischer, München Jena, S 1048
31) Schröder P (1931) Kindliche Charaktere und ihre Abartigkeiten. Mit erläuternden Beispielen von Dr. med. Hans Heinze. Hirt, Breslau
32) Schwarz H (1925) Studie über den ungewöhnlichen Verlauf einer Katatonie. Monatsschr Psychiatr Neurol 3:50-69
33) Schwarz H (1967) Die Bedeutung Karl Bonhoeffers für die Psychiatrie der Gegenwart. Psychiatr Neurol Med Psychol 19:81-88
34) Spiel W, Spiel G (1987) Kompendium der Kinder- und Jugendneuropsychiatrie. Reinhardt, München Basel, S 205-233
35) Stockert FG von (1967) Problemwandel in der Kinderpsychiatrie. Nervenarzt 38:137-142
36) Straus E (1927) Untersuchungen über die postchoreatischen Motilitätsstörungen, insbesondere die Beziehungen der Chorea minor zum Tic. Monatsschr Psychiatr Neurol 66:301
37) Strauss AA, Lehtinen LE (1947) Psychopathology and education of the brain-injured child. Grune & Stratton, New York
38) Stutte H (1969) Psychosen des Kindesalters. In: Opitz H, Schmid F (Hrsg) Handbuch der Kinderheilkunde, Bd 8/1. Springer, Berlin Heidelberg New York, S 908-937
39) Thiele R (1926) Zur Kenntnis der psychischen Residuärzustände nach Encephalitis epidemica bei Kindern und Jugendlichen, insbesondere der weiteren Entwicklung dieser Fälle. Monatsschr Psychiatr Neurol Beih 36
40) Trott G-E, Badura F, Wirth S (1996) Das hyperkinetische Syndrom in der jugendpsychiatrischen Forschung. In: Nissen G, Holdorff B (Hrsg) Schriftenr Deutsch Ges Gesch Nervenheilk 8:293-300
41) Ward CD (2003) Neuropsychiatric interpretations of postencephalitic movement disorders. Mov Disord 18:623-630
42) Ziehen T (1917) Die Geisteskrankheiten des Kindesalters einschließlich des Schwachsinns und der psychopathischen Konstitutionen. Reuther & Reichard, Berlin

第8章 絵画集

Bildergalerie

　この図譜はADHSにおける臨床症候学とメチルフェニデートによる薬物治療、ならびに神経生物学的に特別な研究成果について、改めて指摘してくれているので、多くの説明は不要であろう。

3つの臨床上中核となる様相　Drei klinische Kerndimensionen

1846年 Heinrich Hoffmann博士　　　2004年 Rainer Frenzel博士
（フランクフルト・アム・マインの医師）　（ドレスデン近郊の医師）

"Hyperaktivität"　多動性

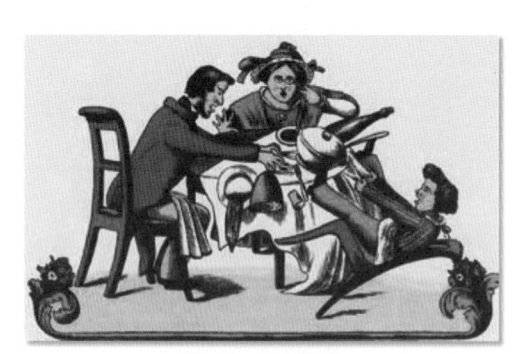

"Der Zappelphilipp"　　　　　　　　"Interssante Schulstunde"
そわそわとして落ち着きのない子　　　興味深い授業時間

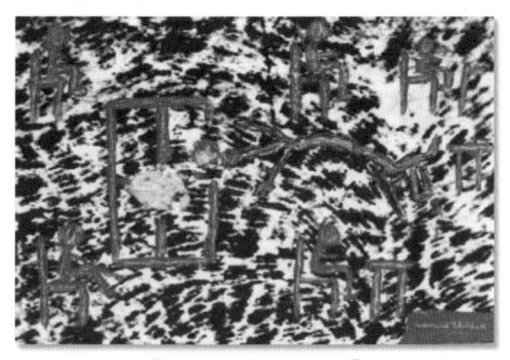

"Aufmerksamkeitsdefizit"　注意力欠陥

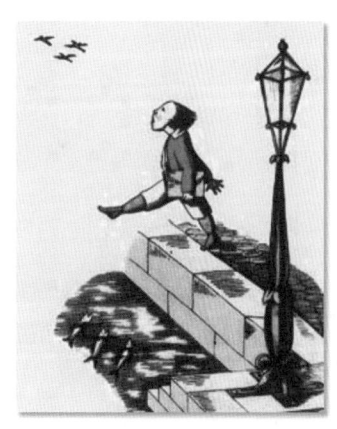

"Hans-Guck-in-die-Luft"　　　　　　"Schulstunde-Zappelphilipp"
飛んでいくハンス　　　　　　　　　Zappelphilippの思い描く授業

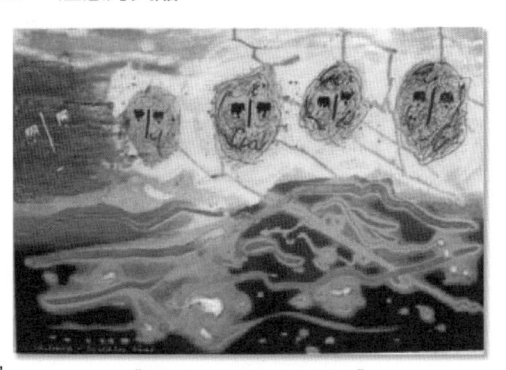

"Impulsivität"　衝動性

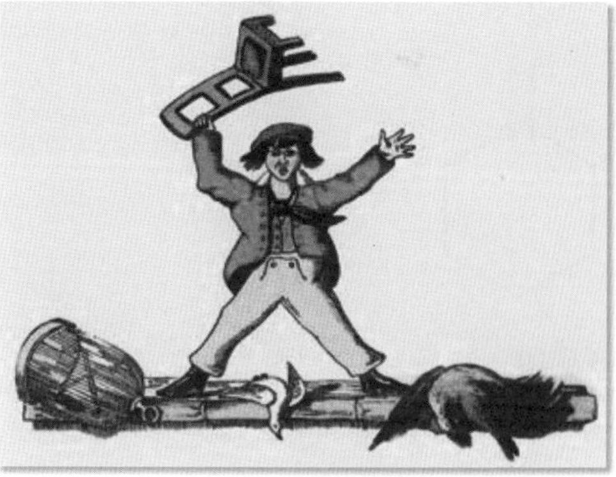

"Der böse Friedrich"
悪ガキ Friederich

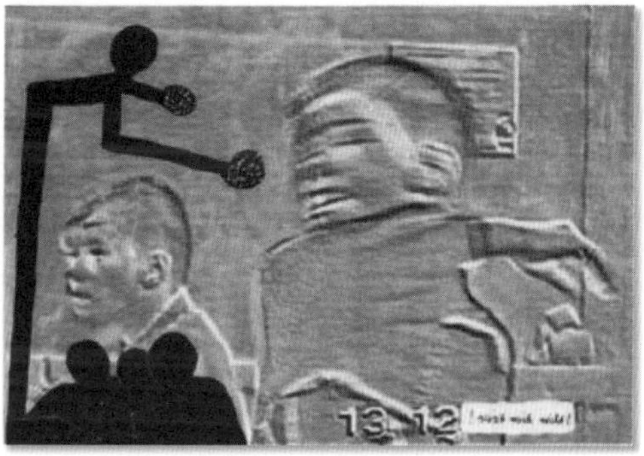

"reizt mich nicht!"
僕をいらいらさせないで

精神刺激剤の当時と現在（ADHS報告2005からの写像）

Stimulanzien damals und heute（Abbildungen aus ADHS-Report 2005）

当時（図8.1と図8.2）

BENZEDRINE® AND DEXEDRINE® IN THE TREATMENT OF CHILDREN'S BEHAVIOR DISORDERS

By Charles Bradley, M.D.
Portland, Ore.

THE PSYCHOLOGIC responses of children to benzedrine (racemic, [dl-], amphetamine) sulfate and its dextro-rotatory isomer (d-amphetamine) known commercially as dexedrine sulfate have been the subject of several communications appearing in the literature since 1937. No comprehensive summary of the comparative values of these two preparations in child psychiatry has as yet appeared. The present report, based on 12 years' clinical experience and involving observations on the behavior of more than 350 individual maladjusted children who were treated with these drugs for various periods while under psychiatric observation, has been prepared with the hope that it may prove a useful source of reference to pediatricians, psychiatrists and others interested in the clinical treatment of children's behavior disorders.

Benzedrine® And Dexedrine® In The Treatment Of Childrens Behavior Disorders

By Charles Bradley, M. D.

Portland ,Ore

硫酸benzedrine（ラセミ酸、dl-amphetamine）および商業的には硫酸dexedrineとして知られるその右旋性異性体（d-amphetamine）に対する小児の心理学的反応は、1937年以来、幾度かの報道の題材にされてきた。しかし、これら二つの薬物の児童精神医学領域における比較検討の詳細な報告はいままで存在しなかった。今回、12年間の臨床経験に基づき、精神医学的な観察のもとでそれぞれ異なった期間、これらの薬物で治療を受けた350人以上の一人ひとりの不適応児童の行動についての観察を含めて本報告は、小児科医、精神科医、その他児童の行動障害の臨床治療に興味を持っている人達に関して有益な原典となると立証されることを期待している。

図8.1　論文からの一部抜粋

Bradley C（1950）小児行動障害の治療におけるbenzedrineとdexedrineについて
Benzedrine and dexedrine in the treatment of children's behavior disorders. Pediatrics 5: 24-37

メチルフェニデート

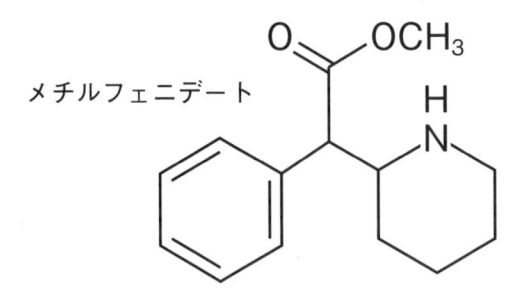

1944 年合成成功、
1954 年発売

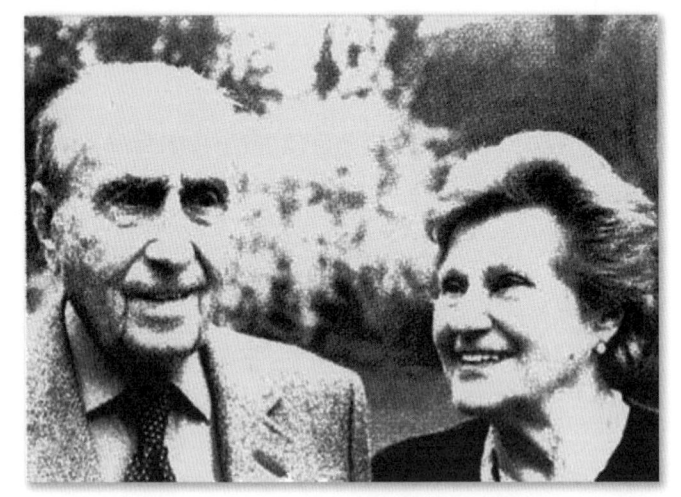

Leando Pannizzon 博士と Marguerite "Rita" Pannizzon

図8.2

現在（図8.3と8.4）

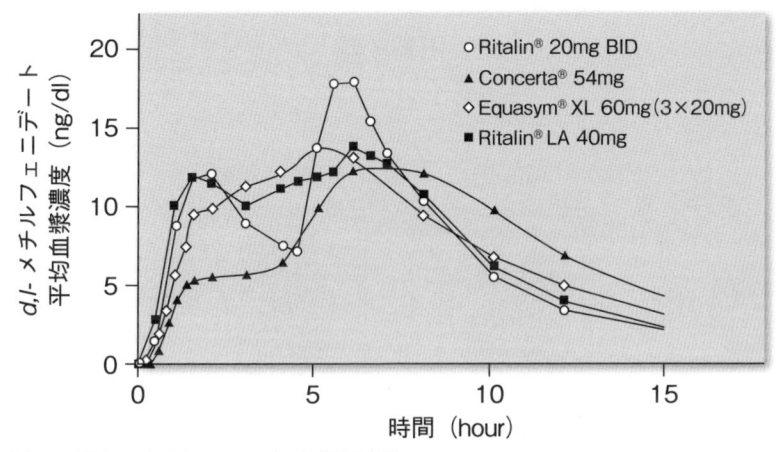

図8.3　種々のメチルフェニデート製剤比較

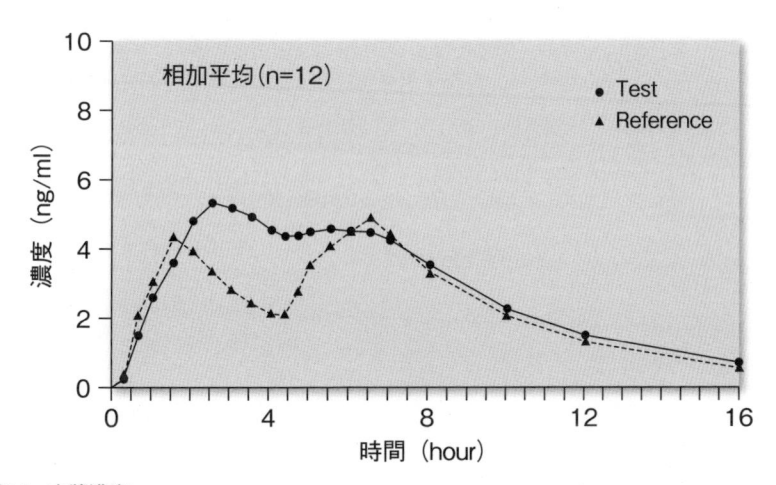

図8.4　血漿濃度
平均血漿中メチルフェニデート濃度 Medikinet®徐放剤（20mg）一回投与群と4時間おき二回投与Ritalin®（各1回10mg）群の比較

ADHSの病態生理学　Pathophysiologie der ADHS

**2003年
脳波イメージング**

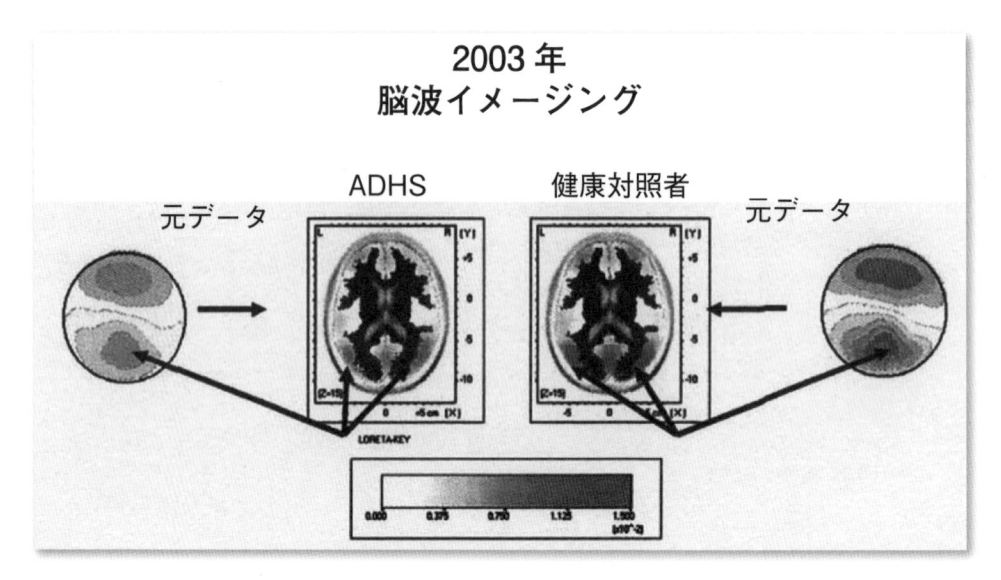

ADHS　　健康対照者

元データ　　　　　　　　　　　　　　　元データ

この図はD. BrandeisとH. C. Steinhausen（Zürich 2003年）による、ADHSの治療の質の保証のための専門分科間ネットワーク（INAQ）のトレーニングモジュールからのもので、出典は（INAQ, Rothenberger et.al（2004）EINAQ –A European educational initiative on Attention-Deficit Hyperactivity Disorder and sssociated problems.（注意欠陥多動障害とそれに関連した諸問題）Eur Child Adolesc Psychiatry 13（Suppl 1）: 31-35）である。

これは視覚的に見た事象関連電位の神経生理学を表している。脳の電気活性化は、CPT（continuous performance test；連続遂行課題）のタスク内で起こっている（ここでは、CPT-A-X連続結果におけるAに対して）。図に示すのは、LORETAプログラムによるをP300波の原発点である。ADHS患者では、健常者と比較して後頭葉の注意システムの減衰がみられる。この知見で強調されているのは、前頭葉だけでなく、後頭葉の注意システムもADHSの際に注意すべきであろうということである。

監訳者あとがき

　本書は、著者の一人である東ベルリンのフンボルト大学（Charité）の児童－青少年精神医学講座を当時主宰していたemerit. Prof . K. -J. Neumärkerより監訳者に贈呈されたものである。彼とは長年にわたり知己の間柄である。これまでも数々の文献や彼による著書をいただき十分活用している。久しく前、専門の学会が日本で開催された折、面識を得た。以来、彼との付き合いはおそらく30年は超えているのではないか。監訳者も2、3度ドイツで学会の折、彼の教室を表敬訪問したことを、時に懐かしく思い出す。

　広汎性発達障害が社会問題にされ始めたのはそれほど過去に遡及することではない。本書のタイトルである"注意欠陥/多動性障害（ADHS）"はその他の発達障害と同様、Kinder-und Jugendpsychiatrie（生物学的研究を含めて）のみで扱えるものではなく、小児科学、心理学、社会学、矯正教育、家庭環境の問題などの周辺領域との連携が必要である。さらに、罹患児童だけでなく、家族を含めての発達障害に全般にわたって発達障害者支援が2005年に成立後に、行政が同じ舞台の上に登場してきた。

　本書の贈呈を受けてから、内容に興味を持った筆者はいずれは邦訳せねばと思っていた折、筆者が関西の国立大学でドイツ語を教えていた関係で、ドイツ語に親和性を持った三人の若い同僚に共訳を勧めたのが、確か平成22年以前であったように記憶している。その同僚達は早速反応してくれるも、ドイツ語能力においては各人別々であったが、分担章を彼らに割り当てた。一人は当初威勢よく、先生1年くらいでやりましょうと声を高めたが、それからが大変、待てど暮らせど対訳原稿が集まらない。筆者はその間、彼らを叱咤鞭励すること数度に及ぶ。原稿は散発的にぼちぼちと届けられる毎に筆者は原書と彼らの対訳を突き合わせ、エネルギーの要る校修正をやった。最後の原稿を手にしたのは平成26年の初夏であった。

　思えば、親和性を持つ彼らといえども、ドイツ語は英語と比べ、文法の複雑さを思慮すれば、やはり、やりにくくて取っ付き難い外国語に入るのであろう。筆者がやれば数

カ月で訳了出来そうなものを4年以上かかるとは…とはいっても、本業をこなしつつ、若い三人の諸君の長期間を要したやっとの訳でもって多としなければならぬが、小生にはいささか忸怩たる思いが残り、おおいに反省している。

平成27年2月

池村　義明

索引

あ－お

アテトーゼ様運動　136
アルコールによる狂気　93
アンフェタミン　27
アンフェタミン誘導体　27
安楽死　95
異常児　76
異常性格児童　88
怒りの発作　143
移住証明書　83
依存形成効果　10
一症候群もしくは一つの独立した障害　36
遺伝-環境相互作用　43
遺伝子　60
遺伝子-環境の相互作用　55
遺伝的素因　24
運動性課題　52
運動発動性　141
運動不穏　124, 125
エネルギー供給量　20
欧州ネットワーク　42
落ち着きのない者　107
落ち着きのない精神病質者　107

か－こ

科学的な議論　8
過活動性障害　65
過活動性の気質　90
学習しても結果が出ない　35
過剰な治療　8
過剰診断　8
仮性の知的障害　114

家族　39
家族・環境要因　40
活動過多症候群　142
活動性　90
活発すぎる児童のタイプ　140
活発な白痴　103
眼窩前頭皮質　67
環境刺激　36
かんしゃく　20
感情欠如　81
鑑別診断　37
嬉々とした従順さ　19
器質性過程　128
器質性障害による衝動性　26
器質性脳症候群　30
器質性の病巣疾患　129
喫煙　51
教育　12
教育学　11
教育病理学　18
共通の次元　41
言語能力　112
言語発達　112
　－の障害　138
効果的治療　39
抗うつ薬　40
向精神薬の製薬会社　39
後年に至るまで　141
後年まで影響　141
個人心理学学説　139
コンビネーション法　74

さ—そ

サイエントロジー宗派 39
サルの前頭葉 26
自己教育トレーニング 38
自己免疫障害 137
事象関連電位 65
自助組織 39
躾教育 40, 91
実際の有病率 8
質の保証 54
質のマネージメント 17
疾病論 136
質問表 33
児童期における器質性脳疾患 140
社会経済的な見方 38
社会的ダーウィニズム 22
ジャーナリスト 36
手淫者のような手つき 108
受賞者 62, 68
出産外傷 26
出生前脳症 26
障害の遺伝性 39
状態像 124
情動性 110
　—と衝動の制御 67
情動特性 109
小舞踏病 137
食品の効果 35
食品添加物 35
神経解剖 78
神経解剖学 78
神経学教科書 85
神経衰弱 18

神経生物学的構想 42
神経生物学的報酬システム 42
神経認知課題 52
神経認知機能発達の遅滞 38
神経のフィードバック 42
進行経過全体 52
心身問題 90
診断基準 37
診断状況 8
診断名 35
髄液 117
睡眠障害 51
性格発展 85
政治的 4
政治的出来事や事情 81
青少年における精神病質 91
精神運動 137
精神刺激剤 9, 10, 25, 39, 42, 147
精神社会的対処 53
精神障害の性質と起源 17
精神生理学 34
精神生理学的観点 34
精神的影響 137
精神と身体の相関 90
精神病質 95, 129
　—者 103, 107
　—体質 91
精神分析学 137
成人患者 75
成人精神医学 17
成長過程 91
生物学的要因 37
線条体 38

先天性の欠陥　26
先天性の劣等性　19
前頭脳　34, 38
前頭脳機能障害　38
早期幼児期の外因性精神症候群　32
早期幼児期より始まる脳機能障害　32
躁病性性格　105
素行不良となった者や神経質な児童の保護　77
素質-環境　80

たーと

体質的　24
大脳の神経衰弱　15
大脳病理学　18
多動障害　42
多動性　24
　－運動精神病　132
　－行動症候群　33
　－疾患　25
　－症候群　85
　－障害　25, 141
　－状態像　136
　－罹患の症候像　135
多様な関連障害　137
単純な過剰興奮　20
チック　108, 137
知的作業　114
知的成績の障害　139
知的能力　114
知的発達　118
知能テスト法　74
注意　11
注意力　34

治療　39, 40
治療アルゴリズム　40
治療可能性　42
治療選択肢　42
治療目標　21
適応障害　85
手のつけられない子ども　58
てんかん性の特徴のある本体（性格）変化　128
電気生理学　65
（注意の）転導性　138
動機　37
動物モデル　42
ドイツの指針　55
ドイツ国家秘密警察　91
道徳的狂気　18
道徳的コントロールの欠如　21
道徳的統制の欠如　15
ドパミン機能障害　42
度を超えた活発さ　109

なーの

内因現象型　60, 61
ネットワーク　54, 55
年齢の調整　52
脳炎後の患者　108
脳幹　130, 134
脳器質性精神的主軸症候群　32, 142
脳機能障害　142
脳損傷　21, 29, 30, 31
脳の発達　42
脳の物質合成代謝　21
脳病理学的　93

索引

は－ふ

発達時期　38
反ユダヤ措置　82
微細脳機能障害　15, 29, 31
微細脳損傷　15, 29
　－症候群　30
微小脳障害　142
皮質－辺縁系領域における血流低下　38
非神経刺激剤　29
ヒトラー少年隊　19
非薬物療法　38
病相性多動症　105
病態発生の過程　43
不穏　124, 125
舞踏病様　136
　－症状　30

ま－め

慢性アルコール精神病　94
メタ解析　28
メチルフェニデート　61
メディア　28

や－よ

薬物　36
　－治療　39
　－乱用　39
　－療法　35
有害薬物　10
ユダヤの星　83
幼児期外因性精神症候群　142
幼児期精神器質性症候群　142
抑制　20

　－コントロール　35
　－モデル　42
　－能力　52

ら－れ

罹患率　41
流行性脳炎　24, 135, 136
両親の指示や指導　35
歴史的経過　14
歴史的発展　14

A-K

A. Rothenberger博士　58, 59
ADHS-Netzwerke　54
agile Idiotie　103
Arousalniveaus　33
Atomoxetin　29, 42
Aufmerksamkeit　34
Auswanderungsvermerk　83
Blastophorie　23
CHADD=ADDの児童　39
DAT-多形性　51
Endophänotyp　60
epidemie　24
ERP　65
Eunethydis (European Network on Hyperkinetic Disorder)　42
frontalen Dopaminhypothese　68
Gestapo　91
Heinrich Hoffmann　58
Hermann-Emminghaus賞　58
Hitler Jugend　19
Kramer-Pollnow症候群　59
Kramer-Pollnow賞　58, 61

157

L-Z

Leib-Seele Problem   90

MEDICE Pütter GmbH and Co.KG. Iserlohn社   59

minimal brain damage   142

Minimal Brain Dysfunction（MBD）   15, 31

Minimale Crebrate Dysfunktion（MCD）   15

minimalen Hirndysfunktion   29

Motivation   34

Nicht-Stimulanzien   29

Nissen教授   58

Nosologie   136

Organische Getriebenheit   26

PANDAS   137

Polymorphismus   51

Resch博士   64

Scientology-Sekte   39

Still   15, 21

Syndrom der minimalen Hirnschädigung   30

Syndrome hyperkinetischen Verhaltens   33

ticartig様症状   108

Überdiagnose oder Überbehandlung der ADHS？   8

Zappeligen   107

Zappelphilipp   19, 58

Wissenschaftsgeschichte der ADHS
Kramer-Pollnow im Spiegel der Zeit

注意欠陥/多動性障害の研究史
時代の鏡に照らして見たクラマーとポルノウ

2015年3月20日 第1版 第1刷発行	

定　価　本体 3,500 円（税別）
監訳者　池村　義明
発行者　髙原　まゆみ
発行所　アルタ出版株式会社
　　　　http://www.ar-pb.com
　　　　〒151-0063 東京都渋谷区富ヶ谷 2-2-5
　　　　ネオーバビル 402
　　　　TEL 03-5790-8600　FAX 03-5790-8606

ISBN978-4-901694-76-6 C3047
JCOPY <(社)出版者著作権管理機構委託出版物>
本書の無断複製（コピー）は著作権法上での例外を除き禁じられています。複写される場合は，そのつど事前に
(社)出版者著作権管理機構（電話 03-3513-6969／FAX 03-3513-6979／e-mail：info@jcopy.or.jp）の許諾を得てください。